LANDOLT

DIAGNOSTIC DES TROUBLES

DE LA

MOTILITÉ OCULAIRE

MASSON & Cie, ÉDITEURS

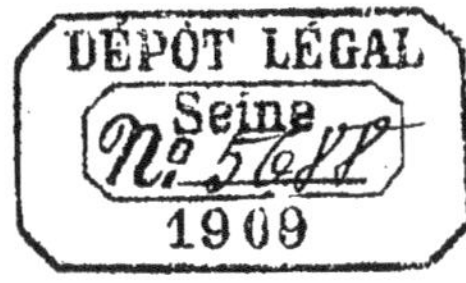

Dᴿ E. LANDOLT

DIAGNOSTIC DES TROUBLES

DE LA

MOTILITÉ OCULAIRE

ÉDITION FRANÇAISE

PAR LE

Dᴿ MARC LANDOLT

PARIS

MASSON ET Cⁱᵉ, ÉDITEURS

LIBRAIRES DE L'ACADÉMIE DE MÉDECINE

120, BOULEVARD SAINT-GERMAIN

1909

AVANT-PROPOS

Les mouvements des yeux et leurs anomalies constituent, à coup sûr, un des chapitres les plus importants, et sans doute le plus ardu de l'ophtalmologie. Les problèmes qu'ils posent au praticien sont beaucoup plus compliqués que ceux de l'optique, qui ne jouit pas, pourtant, d'une réputation de simplicité.

Alors que la haute importance de la réfraction se rapporte, presque exclusivement, à l'œil seul, celle de la connaissance des mouvements oculaires dépasse de beaucoup l'organe de la vue.

Les troubles de la motilité, en effet, n'apparaissent pas seulement au cours de maladies locales, mais ils peuvent accompagner toutes sortes d'affections générales. D'autre part, l'analyse des troubles si variés de la motilité oculaire apporte au diagnostic de nombre de maladies générales, du cerveau et du système nerveux en particulier, une aide des plus précieuses.

Cette utilité grandira sans cesse à mesure que l'on connaîtra mieux les origines des nerfs moteurs, leur trajet, les connexions de leurs fibres, les centres d'association, en un mot la partie cérébrale de l'appareil moteur, ainsi que ses rapports avec le système nerveux en général.

Mais déjà le trajet, si facile à suivre, du nerf jusqu'à son entrée dans le muscle, et tout ce que les actives recherches cliniques et anatomo-cliniques nous ont déjà découvert de ce terrain encore relativement nouveau, tout cela donne au spécialiste, comme au clinicien général, d'inestimables repères diagnostics.

Afin de pouvoir fixer avec exactitude et utiliser congrument les symptômes cliniques, je me suis efforcé, dans les pages qui vont suivre, de grouper les faits indispensables à la connaissance des troubles moteurs, ceux, en particulier qui sont le moins présents à l'esprit du praticien.

La pathologie est précédée de quelques mots d'anatomie et de physiologie; nous approfondissons un peu les mouvements symétriques, ainsi que l'emploi pratique des prismes.

J'ai fait rentrer dans quatre catégories l'ensemble si complexe des troubles moteurs; ce sont : 1° le strabisme concomitant; 2° le strabisme paralytique (paralysies et contractures); 3° les troubles des mouvements associés; 4° les troubles paradoxaux.

Je me suis attaché, avant tout, à exposer avec précision les symptômes des paralysies, à les ordonner d'une façon claire, à les représenter par des graphiques.

J'ai tâché encore, en tenant compte de l'anatomie, de rendre possible au praticien le diagnostic de la nature et de la localisation des lésions causales.

A l'encontre des autres manuels, je me suis gardé d'énumérer les diverses maladies avec les symptômes qui les accompagnent; j'ai fait le chemin en sens inverse, comme je l'avais déjà fait pour les paralysies : je pars des symptômes, j'aboutis à la maladie. C'est en réalité sous cette forme que la pratique nous pose ses problèmes. Le malade ne vient pas nous dire le nom de son mal et nous demander quels en sont les signes; c'est nous qui devons, des symptômes, déduire le diagnostic local, et de celui-ci le siège et la nature de l'affection.

La grande richesse du sujet a été condensée le plus possible. Je n'ai pas voulu écrire un manuel, mais un petit livre maniable, un fil conducteur, pour permettre à l'étudiant et au praticien de trouver rapidement son chemin sur ce terrain de la motilité oculaire où il est si facile de se perdre.

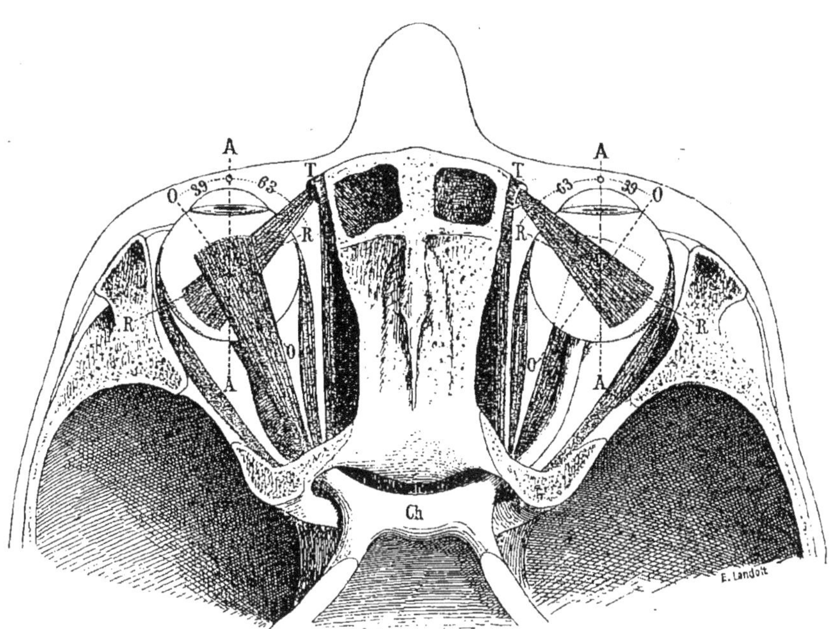

Fig. 1. — Vue demi-schématique de la muscu
lature extrinsèque des yeux (le droit supérieur
de l'œil droit a été supprimé pour laisser voir
le droit inférieur). — L'insertion du petit
oblique ne peut être qu'indiquée dans une
vue d'en haut. La figure 2 la représente dans
toute son étendue.

T, poulie; M, centre de rotation; AA, axe antéro-
postérieur ou sagittal; RR, axe de rotation des droits
supérieur et inférieur; il forme avec AA un angle
de 65°; OO, axe de rotation des obliques; il forme
avec AA un angle de 59°; Ch, chiasma.

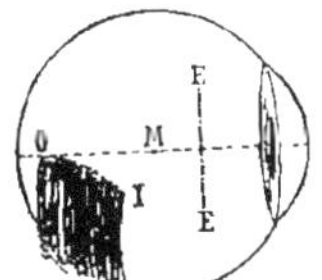

Fig. 2. — Œil droit vu du côté
temporal.

M, centre de rotation; EE, insertion du droit externe; OI, insertion de l'oblique inférieur.

Les muscles moteurs des yeux, à l'exception de l'*oblique inférieur*, prennent tous leur insertion d'origine au sommet de l'orbite (fig. 3). Leur trajet ressort de la figure 1.

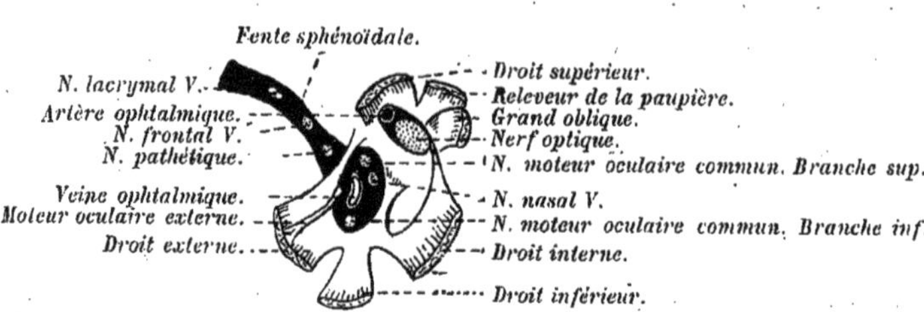

Fig. 3. — (D'après Poirier).

Les insertions au globe se font autour de la cornée aux distances suivantes du limbe :

Droit	interne	5^{mm},5
»	inférieur	6^{mm},5
»	externe	6^{mm},9
»	supérieur	7^{mm}, 7 [1]
Oblique	supérieur	16^{mm} (17^{mm},9)
»	inférieur	17^{mm},5 [2] (19^{mm},1) [3].

Comme on le voit, la ligne d'insertion des muscles oculaires forme une spirale, partie du droit interne, passant par l'inférieur, et s'écartant de plus en plus du limbe.

Largeur des insertions :

Droit	interne	10^{mm},5 (10^{mm},17)
»	inférieur	9^{mm},8 (10^{mm},55)
»	externe	9^{mm} (9^{mm},67)
»	supérieur	10^{mm},6 [1] (10^{mm},75) [4]
Oblique	supérieur	10^{mm},15
»	inférieur	9^{mm},55 [4].

---

[1] Fuchs. — [2] Merkel. — [3] Krause. — [4] L. Weiss.

Il ne faut pas oublier que les muscles, déjà très voisins par leurs larges insertions, sont encore étroitement reliés par la capsule de TENON.

L'*oblique inférieur* s'insère à l'os lacrymal, près du bord postérieur de la gouttière lacrymale, verticalement au-dessous de l'*échancrure sus-orbitaire*, en dedans du *canal sous-orbitaire*. Il se dirige en dehors, en arrière et en haut, passe sous le *droit inférieur*, dont il est séparé par une petite bourse séreuse, et va s'attacher à la partie externe de l'hémisphère postérieur du globe, un peu au-dessous du méridien horizontal.

Si nous groupons les muscles d'après leur action, nous aurons :

I. Muscles des mouvements de latéralité :

    a) MUSCLES qui dirigent le regard vers la droite :

        Droit externe droit, droit interne gauche. Dans une certaine mesure les *obliques* de l'œil *droit* et les muscles *droit supérieur et inférieur* de l'œil *gauche*.

    b) MUSCLES qui dirigent le regard vers la gauche :

        Droit externe gauche, droit interne droit. Dans une certaine mesure les *obliques* de l'œil *gauche* et les *droits supérieur et inférieur* de l'œil *droit*.

II. Élévateurs :

    Droit supérieur et *oblique inférieur* des deux yeux.

III. Abaisseurs :

    Droit inférieur et *oblique supérieur* des deux yeux.

IV. Muscles des mouvements de rotation autour de l'axe antéro-postérieur :

    a) MUSCLES qui dirigent vers la *droite* l'extrémité supérieure du méridien vertical :

Droit supérieur et *oblique supérieur gauches.*

Droit inférieur et *oblique inférieur droits.*

b) Muscles qui dirigent vers la *gauche* l'extrémité supérieure du méridien vertical.

Droit supérieur et *oblique supérieur droits.*

Droit inférieur et *oblique inférieur gauches.*

En d'autres termes :

font pencher vers la droite les *supérieurs droits* et les *inférieurs gauches.*

font pencher vers la gauche les *supérieurs gauches* et les *inférieurs droits.*

Les lignes *rouges* de la colonne VIII du tableau synoptique rendent exactement la position, ainsi que l'inclinaison, que donnerait au méridien vertical gauche (G) et droit (D) une rotation de 40° autour de l'axe du muscle indiqué dans la colonne 1 (v. p. 44-45).

Le **plan musculaire** passe par les deux insertions du muscle et le centre de rotation de l'œil, il répond à la direction de traction du muscle. Pour l'oblique supérieur c'est la poulie qu'il faut considérer comme insertion fixe.

Le plan musculaire est horizontal pour les *droits internes* et *externes*, il est vertical, mais oblique par rapport au plan méridien, pour les *droits supérieurs* et *inférieurs* et pour les *obliques.*

L'axe de rotation commun à une paire de muscles (RR des droits supérieur et inférieur, O O des obliques; fig. 1) est perpendiculaire au plan musculaire.

Le **centre de rotation** (M. fig. 1) se trouve dans l'œil normal, d'après Donders, à environ 13 millimètres 1/2 derrière le pôle antérieur, à 10 millimètres en avant du pôle postérieur.

Dans l'œil *hypermétrope*, court, il est situé, relativement plus en arrière, dans l'œil *myope*, long, plus en avant. Dans l'élévation du regard le centre de rotation recule un peu,

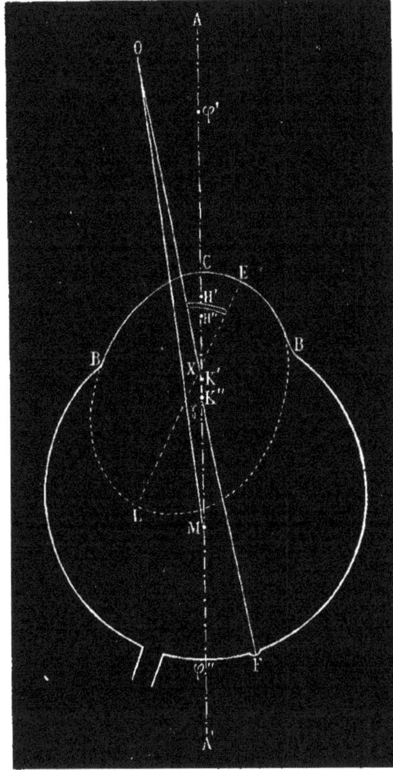

Fig. 4.

dans l'abaissement il avance (Helmholtz).

On entend par **axe oculaire** (AA' fig. 4) l'axe du système dioptrique de l'œil. Il comprend les points cardinaux, probablement le centre de rotation, et passe, à peu près, par le centre (C) de la cornée (Helmholtz).

La **ligne visuelle** est le rayon directeur qui frappe le point de vision distincte. Sa partie antérieure va du point fixé O au premier point nodal (K'); sa partie postérieure, du second point nodal (K") au centre de la fossette rétinienne (F.) (Helmholtz). Si l'on fait coïncider les deux points nodaux pour réunir par une droite non interrompue le point fixé au centre de la fovéa, on donne à cette droite le nom de **ligne de direction** (Helmholtz).

La **ligne de regard** est celle qui va du point fixé (O) au centre de rotation (M) (Helmholtz).

La **ligne de visée** passe par deux points qui se couvrent; l'image nette de l'un tombe au centre de l'image de diffusion de l'autre. Les lignes de visée se coupent au centre de l'image que la cornée forme de la pupille (Helmholtz).

L'angle (OMA) compris entre la ligne du regard et l'axe oculaire porte le nom d'*angle gamma* (γ). On le fait précéder du signe +, quand l'axe oculaire, en avant de l'œil, se trouve en dehors, c'est-à-dire du côté *temporal*, on lui donne le signe — quand cet axe se trouve du côté *nasal*.

L'angle (OXE), compris entre la ligne visuelle (OF) et le plus grand axe de l'ellipsoïde cornéen (LE) porte le nom d'*angle alpha* (α). Il est positif quand il est *en dehors*, négatif quand il est *en dedans* de la ligne visuelle.

Nous désignons par *angle kappa* ($\varkappa$) l'angle compris entre la ligne visuelle et l'axe cornéen qui passe par le centre de la pupille, en un mot l'axe pupillaire (E. Landolt). L'angle kappa est positif quand l'axe pupillaire est *en dehors* de la ligne visuelle, négatif quand cet axe est *en dedans*.

L'angle kappa a une grande importance pratique. C'est de lui que dépend le *strabisme apparent*.

En effet, si la ligne visuelle et l'axe pupillaire ne coïncident pas, il peut y avoir apparence de strabisme, bien que les lignes visuelles soient dirigées normalement, c'est-à-dire simultanément vers le point fixé. Ce strabisme est divergent quand les axes pupillaires sont temporaux, il est convergent quand ces axes sont nasaux par rapport à la ligne visuelle. En un mot un angle *kappa positif*, pour des yeux normalement dirigés, peut faire croire à l'existence d'un strabisme *divergent*; il peut faire paraître plus grand un strabisme divergent réel, et diminuer un strabisme convergent.

Inversement, si l'angle *kappa* est *négatif*, il y a apparence de strabisme convergent; et, lorsqu'ils existent, un strabisme *convergent* paraît plus grand, un strabisme divergent moins prononcé qu'ils ne le sont en réalité.

On entend par **position primaire** des yeux, celle où les deux lignes visuelles se dirigent droit en avant, parallèlement dans un même plan horizontal (Helmholtz).

Loi de Listing : Le passage de l'œil de la position primaire à toute autre position secondaire, peut être considéré comme le résultat d'une rotation autour d'un axe déterminé, passant par le centre de rotation de l'œil, et perpendiculaire, à la fois, à la direction primaire et à la direction secondaire de l'axe optique.

Les **méridiens verticaux** des deux yeux, ou sections longitudinales médianes (Hering) qui se correspondent réellement, peuvent diverger vers le haut de plus de $1°$.

Pendant la convergence, ainsi que dans l'abaissement du regard, ces méridiens divergent de plus en plus (Volkmann, Helmholtz, Donders, Hering, Le Conte, E. Landolt.)

Les **points correspondants** sont les points des deux rétines qui se trouvent dans un rapport tel que leur excitation simultanée correspond à un seul et même point de l'espace. Si les deux rétines étaient superposées, les lignes directrices correspondantes à deux points de ce genre coïncideraient (Hering).

Les deux yeux sont innervés simultanément, et au même degré. Ils ne peuvent pas se mouvoir indépendamment l'un de l'autre; ils sont maniés comme un organe unique, un *œil double*, situé, d'une façon imaginaire, au milieu entre les deux yeux.

Tout ce qui se trouve, en réalité, sur deux lignes directrices correspondantes, apparaît comme situé sur une droite partie de cet œil imaginaire, la ligne de **vision binoculaire**.

La portion de l'espace déterminée par toutes les directions de la ligne visuelle, la tête étant immobile, représente
un cône dont le sommet se trouve au centre de rotation.

Une section de ce cône, sur un plan perpendiculaire à la
ligne visuelle dans la po-
sition primaire, porte le
nom de champ de regard
ou **champ de fixation**. Il
comprend, par conséquent,
tous les points d'un plan
vers lesquels peut être dirigée la ligne visuelle, en
dehors de tout mouvement
de la tête.

L'étendue du champ de
fixation monoculaire est à
l'état normal de 47 à 50°.
En dedans et en bas il
est plus ou moins limité
par le nez.

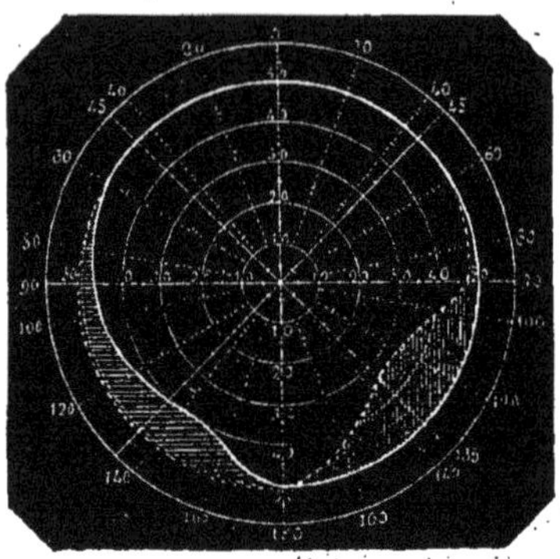

Fig. 5. — Champs de fixation de l'œil gauche (ligne pointillée) et de l'œil droit
(trait plein) de la même personne (E. Landolt); et coïncidant par leurs centres.
Le champ d'excursion binoculaire du
même observateur correspond exactement à la partie non hachurée de cette
figure.

Même à l'état normal, le champ de fixation *binoculaire*
paraît être moins étendu que l'espace dominé à la fois par
les deux yeux.

Cette différence s'accentue considérablement dans les cas
d'insuffisance des mouvements symétriques, ainsi que dans
les paralysies (cf. fig. 13 et 20).

Les mouvements symétriques.

Nous entendons par mouvements symétriques la convergence et la divergence, ou plus simplement la convergence positive et négative des yeux.

La *convergence* est représentée par la contraction simultanée des adducteurs, la *divergence* par le relâchement des adducteurs avec contraction des abducteurs.

Le degré de la convergence s'exprime par l'angle dont la ligne visuellle de chaque œil s'écarte du parallélisme, pour se diriger sur un point de la ligne médiane fixé binoculairement. Ainsi les angles IOC et I'O'C' (fig. 6) représentent l'angle de convergence correspondant au point C.

Cet angle grandit en sens inverse de l'éloignement (D) du point fixé, on peut donc le considérer comme inversement proportionnel à cet éloignement, et l'exprimer par $\frac{1}{D}$.

Si l'on mesure à l'aide du *mètre* la distance du point fixé binoculairement au centre de rotation de l'œil, on obtiendra le degré de convergence, pour chaque œil, en **angles métriques** (*am.*) (Nagel.)

L'angle métrique est donc l'angle d'excursion nécessaire à chaque œil pour fixer un point situé à 1 mètre sur la ligne médiane (MM', fig. 6).

La valeur absolue de l'angle métrique dépend de l'écartement entre les yeux, plus exactement de l'écartement entre les

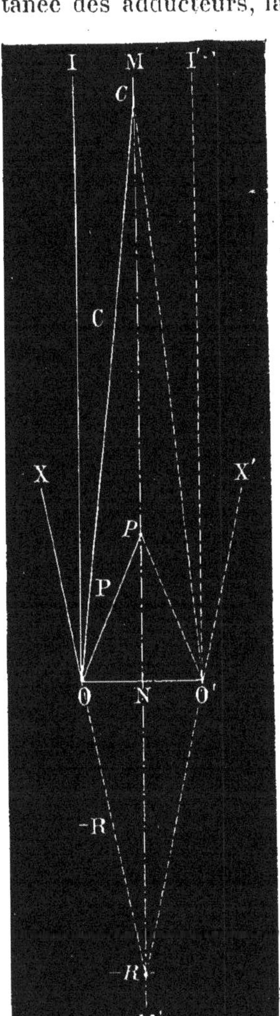

Fig. 6.

centres de rotation (O O', fig. 6) que l'on désigne par *ligne de base*.

Pour une ligne de base (B') de 58 millimètres (comme chez les enfants), l'angle métrique est de $1°40' = 100'$.

Pour une ligne de base (B'') de 64 millimètres (adultes), il est de $1°50' = 110'$.

Pour réduire des angles métriques (am) en angles ordinaires (x), il suffit, dans le premier cas, de multiplier le chiffre d'angles métriques par 100, dans le second cas, par 110, et de diviser par 60.

Pour B' :

$$x = \frac{10\,am}{6} = \frac{5}{3}\,am.$$

pour B'' :

$$x = \frac{11}{6}\,am.$$

A 9 angles métriques, par exemple, correspondent, pour les enfants

$$\frac{10 \times 9}{6} = \frac{90}{6} = 15°,$$

pour les adultes

$$\frac{11 \times 9}{6} = 16°,5.$$

Inversement, pour trouver le nombre d'angles métriques qui correspondent à un angle donné (x), nous écrivons, pour B' :

$$am = \frac{6\,x}{10} = \frac{3\,x}{5},$$

pour B'' :

$$am = \frac{6\,x}{11}.$$

Exemple : $5°$ donnent, pour les enfants :

$$\frac{6 \times 3}{10} = 1,8 \text{ angle métrique,}$$

pour les adultes :

$$\frac{6 \times 3}{11} = 1,63 \text{ angle métrique.}$$

Ces chiffres se rapportent toujours à l'excursion *d'un* œil ; pour obtenir l'excursion des deux yeux, c'est-à-dire la totalité de l'angle de convergence (ou de divergence), il faut les multiplier par deux.

Si, par exemple, une convergence de 9 angles métriques par œil se manifestait en totalité sur l'un des deux seul, l'autre restant dirigé droit en avant, le premier serait dévié vers le nez de

$$\frac{2 \times 9 \times 10°}{6} = \frac{9 \times 10°}{3} = 30°.$$

Inversement, un strabisme convergent de $30°$ représenterait *pour chaque œil* une convergence de

$$\frac{3 \times 30}{10} = 9 \ am.$$

Pour convertir le degré de convergence (c), pour chaque œil, en angle de strabisme (s), il faut écrire :

$$s = \frac{10\,c}{3}.$$

Pour convertir un degré de strabisme en convergence, on posera

$$c = \frac{3\,s}{10}$$

(pour plus de simplicité nous supposons une ligne de base de 58 millimètres, où $1 \ am = 100'$ (¹).

(¹) Cf. p. 19. Le calcul de l'influence d'un prisme placé devant un seul œil, sur la convergence.

Afin d'éviter au praticien de longs calculs, nous joignons ici un tableau de réduction facile à consulter.

TABLEAU DE RÉDUCTION

Des degrés en angles métriques.		Des angles métriques en degrés.	
LIGNE de BASE * 58 mm.	LIGNE de BASE * 64 mm.	LIGNE de BASE * 58 mm.	LIGNE de BASE * 64 mm.
Degrés A. M.	Degrés A. M.	A. M. Degrés	A. M. Degrés
$0,5 = 0,3$	$0,5 = 0,27$	$0,5 = 0^0,50$	$0,5 = 0^0,55$
$1 = 0,6$	$1 = 0,55$	$1 = 1^0,40$	$1 = 1^0,50$
$1,50 = 0,9$	$1,50 = 0,82$	$2 = 5^0,20$	$2 = 3^0,40$
$2 = 1,2$	$2 = 1,09$	$3 = 5^0$	$3 = 5^0,30$
$2,50 = 1,5$	$2,50 = 1,36$	$4 = 6^0,40$	$4 = 7^0,20$
$3 = 1,8$	$3 = 1,64$	$5 = 8^0,20$	$5 = 9^0,10$
$4 = 2,4$	$4 = 2,18$	$6 = 10^0$	$6 = 11^0$
$5 = 3$	$5 = 2,73$	$7 = 11^0,40$	$7 = 12^0,50$
$6 = 3,6$	$6 = 3,27$	$8 = 13^0,20$	$8 = 14^0,40$
$7 = 4,2$	$7 = 3,82$	$9 = 15^0$	$9 = 16^0,30$
$8 = 4,8$	$8 = 4,36$	$10 = 16^0,40$	$10 = 18^0,20$
$9 = 5,4$	$9 = 4,91$	$11 = 18^0,20$	$11 = 20^0,10$
$10 = 6$	$10 = 5,45$	$12 = 20^0$	$12 = 22^0$

* On désigne par *ligne de base* la distance entre les centres de rotation des deux yeux.

Par **amplitude de convergence** (a) on comprend l'ensemble des mouvements symétriques des yeux.

Elle correspond donc à la différence entre le maximum (p) et le minimum (r) de la convergence (ou maximum de divergence) :

$$a = p - r.$$

Le *maximum de convergence* est inversement proportionnel à l'éloignement P du punctum proximum de convergence (*P*, fig. 6)

$$p = \frac{1}{P}.$$

Le *minimum de convergence* (r) est inversement proportion-

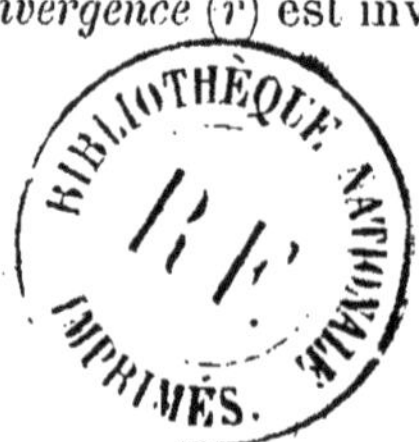

nel à l'éloignement (R) du punctum remotum de convergence (*R*, fig. 6)

$$r = \frac{1}{R}.$$

A l'état normal le maximum de convergence est d'environ 9 à 10 *am*, le minimum d'environ — 1 *am* (A, fig. 8).

Nous pouvons donc, en chiffres ronds, admettre une amplitude de convergence normale de :

$$a = 10 — (— 1) = 11 \text{ angles métriques.}$$

La *convergence positive* (adduction) se mesure le mieux à l'aide du dynamomètre de Landolt (¹) (fig. 7), la partie

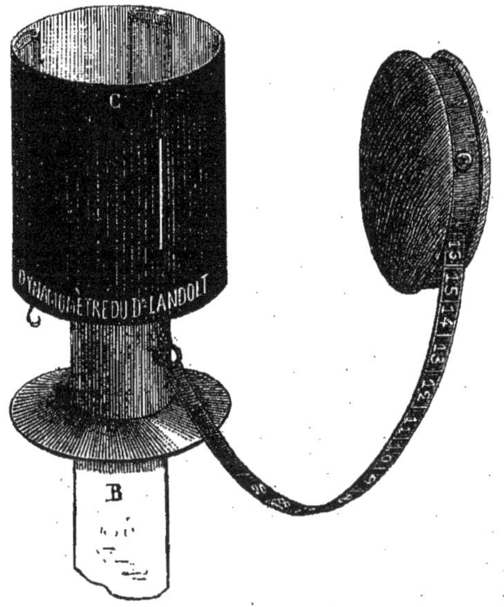

Fig. 7.

négative (abduction) à l'aide de prismes abducteurs, ou plus

(¹) Archives d'Opht., tome V, p. 97, 1885.
On sait que cet appareil se compose d'une courte cheminée métallique, noircie extérieurement, destinée à être placée sur une bougie

simplement avec le double prisme de HERSCHEL, que nous avons muni de divisions en angles métriques et en angles de déviation ([1]).

Si le prisme n'est placé, comme c'est le cas habituel, que devant l'un des yeux, son effet se partage cependant sur les deux.

Un angle de déviation de x^0, correspond pour B′, comme nous l'avons vu, à $\dfrac{6\,x}{10}$ angles métriques. Si les deux yeux sont ouverts, et qu'on place un prisme de cette force devant l'un d'eux, la vision binoculaire demandera à chacun des yeux la moitié $= \dfrac{3\,x}{10}\,am$, de divergence, si le sommet du prisme est dirigé vers la tempe, de convergence si le sommet est dirigé vers le nez.

Pour B″ l'effet d'un tel prisme devient, pour *chaque* œil, de

$$\frac{3\,x}{11}.$$

allumée. Elle est percée, en un de ses points, d'une ligne verticale d'une largeur d'un demi millimètre, ailleurs d'un point circulaire, enfin d'une série de points superposés verticalement. Ces orifices, munis, en arrière d'un verre dépoli, se détachent donc en clair sur un fond noir.

On approche le dynamomètre, sur la ligne médiane, de la personne à examiner, en lui présentant le point lumineux, par exemple. La fixation demande un effort de convergence croissant. Quand la limite, le punctum proximum, est atteinte, l'image se dédouble en diplopie croisée.

Un ruban métrique, dont le zéro s'accroche à la cheminée, et qui porte sur l'une de ses faces, les centimètres, sur l'autre une division en inverses du mètre, permet de lire directement, d'une part la distance du punctum proximum, d'autre part le chiffre d'angles métriques de convergence (pour chaque œil) qui y correspond.

La série de points sert à mesurer, de la même façon, le proximum d'accommodation. Les inverses désignent alors les dioptries.

([1]) System of diseases of the Eyes (NORRIS et OLIVER), IV, p. 143.

Exemple : un enfant peut encore vaincre un prisme abducteur de 5°. Il possède donc un minimum de convergence, ou un maximum de divergence, de $\dfrac{3 \times 5}{10} = -1,5\ am.$

Pour un adulte ce même prisme représenterait une valeur de $\dfrac{3 \times 5}{11} = -1,36.\ am.$

Les chiffres correspondants aux angles métriques dans notre double prisme, se rapportent à chaque œil; ils peuvent donc être introduits directement dans la formule de l'amplitude de convergence.

La division portée sur le manche de l'instrument donne, à chaque instant, l'angle de déviation du prisme, comme l'exige, par exemple, la mesure de la déviation en cas de diplopie, ou, mieux, la recherche du prisme correcteur.

L'amplitude de convergence peut se représenter par le graphique ci-contre (fig. 8).

L'horizontale O O désigne le parallélisme des lignes visuelles, c'est-à-dire le point zéro des valeurs de convergence à reporter sur le graphique; les lignes situées *au-dessous* correspondent à la partie *positive* de l'amplitude de convergence, les lignes du *dessus*, la partie *négative*. Les abscisses donnent les angles métriques.

L'insuffisance de la convergence.

Pour qu'un travail binoculaire puisse être soutenu, il doit rester en réserve environ les 2/3 du total de l'amplitude de convergence positive (E. Landolt).

Une personne qui veut travailler, sans peine, à 1/3 de mètre, c'est-à-dire avec une dépense de 3 angles métriques, doit avoir à sa disposition un maximum de convergence positive *p* de 9 angles métriques. Si elle en garde les $2/3 = 6$ *am.* en réserve, il lui restera juste les 3 *am.* nécessaires.

Un tiers de mètre (33 cm.) est la distance de travail habi-

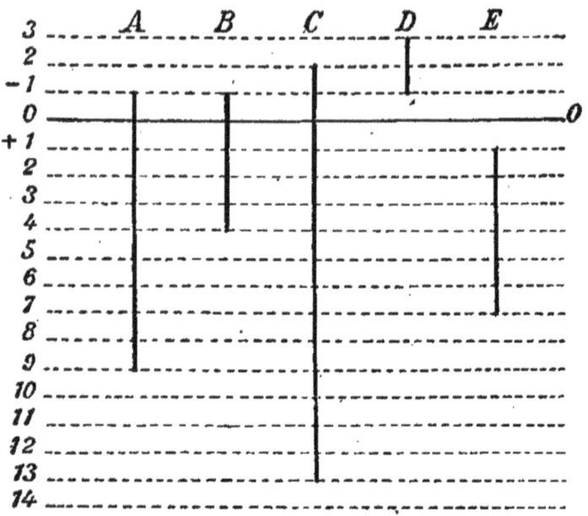

Fig. 8. — La ligne A correspond à l'état normal minimum, où $p = +9$, et $r = -1$; par conséquent $a = 9 + 1 = 10$ *am.*

B, représente une réduction de la convergence positive à 4 *am*, c'est-à-dire une insuffisance de la convergence, la divergence étant normale : $a = 4 + 1 = 5$ *am.*

En C la convergence et la divergence dépassent la normale : $p = 13$; $r = -2$; $a = 15$ *am.*

En D toute l'amplitude est négative. Le malade ne peut plus que diverger plus ou moins, mais non converger : $p = -1$; $r = -3$; $a = 2$ *am.*

En E, au contraire, la totalité de l'amplitude est positive : $p = 7$ $r = +1$; $a = 6$ *am.* Le malade ne peut même pas amener ses yeux au parallélisme; ils convergent toujours au moins à 1^m. Il existe donc du strabisme convergent. Malgré cela le malade, avec tous ses efforts, ne peut amener sa convergence qu'à 7 *am.* Il souffre donc, à la fois, d'insuffisance de la convergence et de la divergence. Ce cas se présente par exemple, quand, pour corriger ce qu'on a appelé une insuffisance des droits internes, il a été pratiqué une ténotomie d'un externe, ou des deux.

tuelle. Elle correspond, comme on le voit, à la convergence normale où $p = 9$ à 10 *am.*

Lorsque *p* est inférieur à 9 *am.*, le malade est obligé d'éloigner un peu son ouvrage, ou de se reposer plus souvent. Si *p* tombe au-dessous de 7 *am.*, on voit apparaître ordinairement des troubles asthénopiques dûs *à l'insuffisance de la convergence.*

On peut alors penser à faciliter la convergence à l'aide de *prismes abducteurs*, c'est-à-dire à sommet dirigé vers la tempe, ou par le *décentrage* des verres sphériques déjà nécessaires.

Les prismes les plus forts, qui se laissent porter en lunettes, ont un angle de déviation de 1°,40′ (un peu plus que l'ancien n° 3), c'est-à-dire environ un angle métrique. Si l'on place donc devant chacun des yeux un prisme de ce genre, l'effort de convergence ne se trouve diminué que de 1 *am*.

Le plus souvent, cependant, les personnes atteintes d'asthénopie motrice ont une insuffisance qui dépasse notablement un angle métrique. C'est de cette façon que s'explique le peu d'utilité des verres prismatiques dans la pratique.

L'EMPLOI DES VERRES PRISMATIQUES DANS LES TROUBLES DE MOTILITÉ DES YEUX

Quand une fois nos prismes seront numérotés d'une façon logique[1], c'est-à-dire d'après leur angle de déviation, il

---

[1] Les prismes, actuellement, sont encore le plus souvent numérotés d'après leur angle d'ouverture. Ce dernier cependant ne permet pas de conclure à l'effet du prisme. On ne peut calculer celui-ci que lorsqu'en plus de l'*angle d'ouverture*, on connaît encore l'*indice de réfraction* de la substance dont est fait le prisme. Si cet indice était de 1,57, l'angle de déviation serait égal à la moitié de l'angle d'ouverture. Les verres employés dans la pratique sont loin de posséder tous cet indice; aussi leur effet, malgré l'identité du numéro, peut il être très différent, et ce n'est que d'une façon des plus approximatives que l'on peut le considérer comme égal à la moitié.

De même que nos verres sphériques ne sont pas désignés par leur rayon de courbure, dont nous n'avons que faire, mais par leur force réfringente, de même il serait bon que nos prismes fussent numérotés d'après celle de leurs propriétés dont nous avons l'application, c'est-à-dire leur angle de déviation. (V. entre autres E. LAN-

deviendra extrêmement simple de les utiliser dans la pratique, ou tout au moins de se rendre compte des limites dans lesquelles ils peuvent s'employer.

Pour la correction d'un trouble des mouvements *associés* (paralysie), le numéro correspondra directement au degré de déviation de l'œil. Un strabisme paralytique de 10° demandera le prisme n° 10, c'est-à-dire celui qui produit une déviation de 10°. Inversement, une diplopie neutralisée par le prisme 10, fera conclure à un strabisme de 10°.

Si l'on veut se servir de prismes pour la correction de troubles des mouvements *symétriques*, leur effet en angles métriques se laissera déduire de leur angle de déviation, d'après la méthode si simple que nous venons d'exposer.

Quand le malade a besoin, en plus de ses prismes, de verres sphériques ou cylindriques, on combine les effets en donnant aux faces des prismes les courbures nécessaires.

L'effet prismatique des verres sphériques.

Lorsque, au lieu de passer par l'axe optique d'un verre sphérique, ou cylindrique, le regard passe à côté de cet axe, les objets apparaissent déplacés de la même façon que si l'on regardait à travers un prisme : vers le *bord* quand il s'agit d'un verre *convexe*, vers l'*axe* pour un verre *concave*. Ce phénomène *augmente* à mesure que l'on s'éloigne de l'axe, c'est-à-dire avec le *décentrage*, et plus le verre est *fort*, c'est-à-dire plus sa distance focale est petite.

Il est par conséquent très recommandable, surtout lorsqu'il s'agit de verres un peu forts, de veiller à un *centrage* aussi exact que possible.

DOLT, *Congrès internat. d'opht. d'Utrecht,* 1899, p. 384 et *Congrès international des sciences médicales de Berlin,* 1900).

Des verres sont centrés, pour nous oculistes, quand les lignes visuelles coïncident avec leurs axes optiques, ou passent, pour le moins, par leur centre optique.

Les opticiens, ne considérant que les lunettes, disent de verres qu'ils sont centrés, quand leur centre optique se trouve au milieu de la monture.

Pour le regard à distance, c'est-à-dire dans le parallélisme des lignes visuelles, l'écartement entre les centres des verres doit être égal à la distance entre les centres de rotation des yeux (ligne de base).

Dans le regard de près, c'est-à-dire dans la convergence, les lignes visuelles passent par la moitié nasale des verres ; ceux-ci ne sont donc plus centrés, il faut, pour les rendre tels, les rapprocher l'un de l'autre, et cela qu'ils soient concaves ou convexes. Pour une ligne de base moyenne, l'éloignement habituel des verres aux yeux, et la distance de travail usuelle, il faut, pour obtenir le centrage, déplacer chaque verre de $2^{mm},5$ à $2^{mm},8$ vers la ligne médiane.

Les opticiens appellent cela le décentrage. En réalité, il s'agit d'un centrage, qui est le même, quelle que soit la force du verre, et qui ne dépend que de l'écartement entre les yeux de la distance des verres aux yeux, et de l'éloignement de l'objet fixé. Elle est indiquée, justement, pour échapper à l'effet prismatique des verres.

On a essayé, il est vrai, de tirer profit, dans la pratique, de la déviation produite par le décentrage des verres de lunettes : de corriger, par exemple, une insuffisance de la convergence en rapprochant l'un de l'autre les verres convexes, ou en écartant les verres concaves.

Il est indispensable avant tout, pour cela, que le malade ait besoin de porter des verres convexes ou concaves.

Il faut ensuite, pour qu'ils aient un effet prismatique utilisable, que ces verres, ou bien soient assez forts, ou soient décentrés d'une façon considérable, ce qui augmente singulièrement leur épaisseur, et par là leur poids. Pour obtenir, par exemple, dans la vision à 33 centimètres, un soulagement de convergence d'*un seul* angle métrique, il faudrait déplacer le *convexe* 1 D. de 34 millimètres en dedans, le *concave* 1 D. de 35 mm. 7 en dehors.

Comme les verres de lunettes ordinaires ont un diamètre d'environ 38 millimètres, le centre optique se trouverait à 16 millimètres en dehors du verre, et la lentille bisphérique où celui-ci aurait été taillé, devrait avoir, pour un rayon de 1 mètre environ, un diamètre de 11 centimètres. Ces chiffres montrent quel serait le poids de ce verre de lunettes.

Le rapport entre l'angle de déviation et le décentrage se laisse calculer à l'aide des formules suivantes, dues à ARCHIBALD PERCIVAL ([1]).

Pour les verres *convexes* :

$$\text{tg } x = \frac{dp - fm}{-fp + k(p-f)}$$

d'où on tire :

$$d = \frac{\text{tg } x\,(kp - kf - pf) + fm}{p}.$$

Pour les verres *concaves* :

$$\text{tg } x = \frac{dp + fm}{fp + k(p+f)}$$

d'où

$$d = \frac{\text{tg } x\,(fp + kp + kf) - fm}{p}.$$

([1]) ARCHIBALD PERCIVAL. — The action of prismospheres and decentred lenses. Arch. of. Ophth., XX, n° 2, 1891 et Brit. med. Ass. Meeting, 1891 et Optics, p. 376, 1899.

Dans ces formules

$x =$ le degré de déviation.

$d =$ le décentrage en millimètres.

$p =$ la distance de l'objet au verre.

$f =$ la distance focale du verre.

$k =$ la distance du verre au centre de rotation de l'œil.

$m =$ la demi-ligne de base.

L'objet est supposé sur la ligne médiane.

La déviation de rayons traversant une lentille d'une façon excentrique ne se laisse pas, comme on le voit, calculer aussi simplement qu'on a voulu le dire. Elle dépend de trop de facteurs qui ne peuvent tous être négligés.

Le tableau suivant donne, d'après les calculs de Percival, le décentrage que doivent subir des verres de 1, 2 et 3 dioptries, pour une ligne de base de 64 millimètres, afin de produire une déviation de 1 angle métrique.

Le décentrage se rapporte à la situation des lignes visuelles, c'est-à-dire, dans le regard à distance, au centre des verres de lunettes et dans le regard à 33 centimètres à un point situé à $2^{mm},6$ plus en dedans.

	CONVEXES			CONCAVES		
	1 D mm.	2 D mm.	3 D mm.	1 D mm.	2 D mm.	3 D mm.
Dans le regard à l'infini . . .	31,1	15,1	0,78	32,0	16,0	11,55
Dans le regard à 33ᶜᵐ	34,0	16,6	10,7	35,7	18,3	12,5

Si l'on peut considérer l'objet comme situé à l'infini, ce qui, il est vrai, n'est que rarement le cas, puisque l'emploi des prismes n'entre guère en ligne de compte que pour la vision de près, c'est-à-dire pour soulager la convergence, p devient $= \infty$, et m et k disparaissent de la formule.

Celle-ci se réduit à la simple expression suivante :

$$\operatorname{tg} x = \frac{d}{f}$$

d'où

$$d = f \operatorname{tg} x.$$

ce qui revient à exprimer d'une façon algébrique ce que nous avons dit au début, à savoir que l'effet prismatique, l'angle de déviation ($\operatorname{tg} x$) d'un verre augmente avec le décentrage (d), et diminue en sens inverse de sa distance focale.

Si l'on remplace la distance focale (f) du verre par sa force réfringente en dioptries (D), et si l'on considère comme égaux la tangente et l'angle, ce qui est licite quand il s'agit d'angles aussi petits que ceux auxquels nous avons affaire ici, la première des deux expressions ci-dessus prend la forme suivante :

$$x = - \mathrm{D}d.\,3,4376'\,(^1)$$

Comme nous l'avons déjà dit, ce calcul, relativement simple, ne s'applique qu'à la vision à l'infini; pour la vision rapprochée, il faut se servir, si l'on veut être exact, des formules citées plus haut, ou d'un tableau. Il semble vraiment plus pratique de s'en tenir à la combinaison du prisme nécessaire avec le verre de travail bien centré.

(^{1}) A. S. PERCIVAL, Optics, p. 377.

LES TROUBLES DE LA MOTILITÉ OCULAIRE

Si nous conservons, pour désigner toutes les anomalies des mouvements des yeux, le mot usuel de « strabisme », il y a lieu de les diviser en deux groupes :

A. *Strabisme de dissociation.* — De beaucoup le plus fréquent. L'un des yeux se dirige vers l'objet fixé, pendant que la ligne visuelle de l'autre passe en dedans, en dehors, au-dessus, ou au-dessous de lui, ou suivant une direction intermédiaire.

B. *Strabisme associé.* — Certaines directions associées des yeux persistent pendant que d'autres font défaut. Les yeux, par exemple, sont dirigés parallèlement, ils peuvent encore être capables de converger, mais il est impossible de les diriger en haut, en bas ou latéralement.

Recherche du strabisme de dissociation.

Cette forme de strabisme est donc caractérisée par ce fait que les lignes visuelles ne sont pas dirigées simultanément sur le point qui fixe l'attention du sujet.

Étant donné que nous ne pouvons pas voir directement les lignes visuelles d'un individu, ni juger de la direction de ses yeux d'après ses pupilles, qui n'ont pas un rapport fixe avec ses lignes visuelles, il peut nous arriver d'admettre l'existence d'un strabisme qui n'est qu'apparent, ou de laisser passer inaperçu un strabisme réel. La *divergence* (angle x positif) et la *convergence* (angle × négatif) des *axes pupillaires*, par rapport aux lignes visuelles, peuvent être prises pour du strabisme divergent ou convergent, des *différences de niveau* des pupilles pour du strabisme sursum ou deorsum vergent.

Pour différencier un strabisme vrai du strabisme apparent, on fait fixer au malade un point déterminé, puis l'on couvre rapidement un œil après l'autre.

Si, au moment où l'on *couvre* l'un des yeux, *l'autre* effectue un mouvement vers le point fixé, c'est qu'il n'y était pas dirigé pendant que les deux yeux étaient ouverts; il louchait donc[1].

Le sens de cette rotation donne la direction du strabisme; il en est l'opposé. Il est bon de faire cette expérience tant dans la fixation à distance, que dans la vision de près.

Le degré du strabisme.

Le degré du strabisme est donné par son angle. L'*angle du strabisme* est compris entre la direction que devrait avoir la ligne visuelle (vers le point fixé), et celle qu'elle affecte en réalité.

Dans les cas où il existe une diplopie vraie, le degré se tire directement de l'écart entre les deux images; en d'autres termes, il se laisse mesurer subjectivement.

La figure 9, et l'exposé qui suit, montrent que l'*écartement entre les deux images est égal à la tangente de l'angle de strabisme.* D'un autre côté le degré du strabisme est donné également par l'angle de déviation du *prisme* qui *corrige*, c'est-à-dire qui amène la fusion des deux images.

Quand la vision binoculaire fait défaut, on ne peut déter-

[1] LANDOLT. Encyclopédie Græfe Sæmisch, vol. IV, p. 708.

miner le degré de strabisme qu'*objectivement*. La méthode
la plus simple est celle du périmètre. Voici la manière de
procéder :

On commence par faire une visée unissant le centre de
l'arc périmétrique, le sommet de cet arc et un point situé à
grande distance ; dans ces conditions la ligne visuelle de
tout œil placé au centre du *périmètre*, et fixant l'objet, passe
par le 0 de l'arc.

Le malade se place alors à l'appareil, de telle façon que
son œil habituellement dévié se trouve au centre ; l'autre œil
maintient la fixation. La ligne visuelle du mauvais œil cou-
pera alors l'arc en un point qui donnera le chiffre de l'angle
de déviation.

Étant donné qu'on ne peut pas observer directement la
ligne visuelle, on en est réduit à rechercher l'*axe pupillaire*
(voir fig. 4) ; voici comment : le long du périmètre on fait
mouvoir un point lumineux dont on observe le reflet sur la
cornée de l'œil examiné. On cherche le point où, ce reflet
étant arrivé au centre pupillaire, on peut, par une seconde
visée, réunir ce reflet, la source lumineuse et la fovea de
l'observateur. On lit alors sur l'arc le degré correspondant.
La ligne visuelle et l'axe pupillaire ne coïncidant pas forcé-
ment, il y a lieu, pour obtenir le degré réel, de soustraire
du strabisme convergent apparent la valeur de l'angle kappa
positif, ou d'y ajouter la valeur de l'angle kappa négatif. Le
contraire aura lieu pour le strabisme divergent obtenu par
la méthode objective (voir p. 11).

Division des troubles de la motilité oculaire
d'après leurs causes.

I. Lésions des muscles ou de leurs nerfs. (*Strabisme paralytique ou spastique.*)

II. Défaut de vision binoculaire. (*Strabisme concomitant.*)

III. Troubles des centres préposés aux mouvements symétriques ou associés : paralysie, ou spasme, de la *convergence*, de la *divergence*, des mouvements de *latéralité*, d'*élévation* ou d'*abaissement* des deux yeux. (*Paralysies associées*).

IV. Troubles des centres et organes présidant à l'équilibre du corps. (*Troubles paradoxaux.*)

I. — STRABISME PARALYTIQUE

SYMPTOMATOLOGIE DES PARALYSIES OCULAIRES
LOIS GÉNÉRALES

Direction de l'œil paralysé.

Un œil atteint de paralysie d'un de ses muscles affecte la direction, et la position, exactement opposées à celles que produit le fonctionnement normal de ce muscle [1].

L'image rétinienne de l'œil dévié est projetée (fausse image [2] en sens directement opposé à la déviation et à l'inclinaison pathologique de l'œil.

Il s'ensuit que la ligne rouge, qui correspond, dans la colonne VIII du tableau (p. 45), à la position de la fausse image, indique en même temps la direction et l'inclinaison de l'œil quand il subit l'influence normale du muscle correspondant.

La distance entre les deux images est égale à la tangente de l'angle de strabisme [3].

Dans la figure 9, G représente l'œil gauche, atteint de *para-*

---

[1] Si c'est l'œil dont la vision est la meilleure, celui qui sert ordinairement à la fixation qui est atteint, il peut arriver qu'il garde sa direction normale, alors que l'œil sain se dévie. (V. plus bas : Déviation secondaire.)

[2] Pour plus de simplicité, nous appelons *fausse image* celle qui correspond à l'œil dévié. *Côté malade*, le côté de l'œil malade, *côté sain*, le côté de l'œil sain. *Inclinaison* vers la gauche ou vers la droite, l'inclinaison de l'image, ou de la tête, vers l'épaule gauche ou droite.

[3] LANDOLT. Annales d'oc., 1875. Traité compl. d'opht. de WECKER et LANDOLT, I, p. 926, 1878. GRÆFE SÆMISCH, IV, p. 730, 1904.

lysie du droit externe, et pour cette raison dévié vers la droite, (*f*) la fosse centrale, O un point de fixation situé très loin, *m* le centre de rotation.

Au lieu d'être dirigé vers O comme l'œil sain D, l'œil parétique G est dirigé vers Ω. *o* O est la direction qu'il devrait

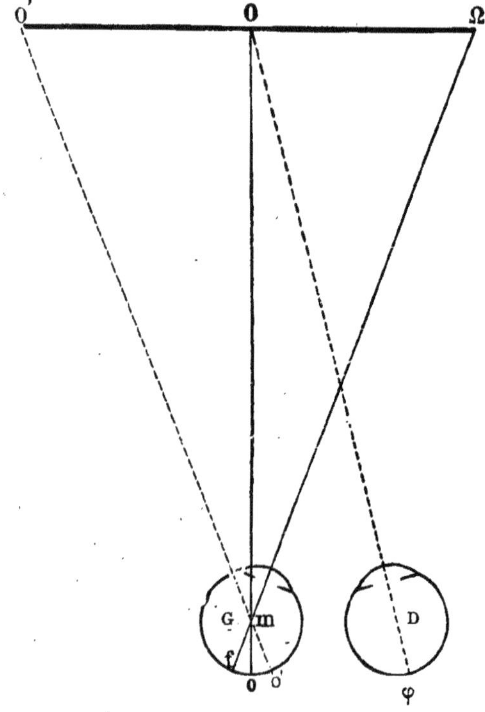

Fig. 9.

avoir, *f*Ω, celle qu'il affecte en réalité. O *m* Ω est donc l'*angle de strabisme*, O Ω sa *tangente*.

L'image *o* de l'objet, qui, dans l'œil normal, tombe en φ, la fossette centrale, impressionne dans l'œil malade un point *o* situé plus en dedans du centre, de la valeur de l'angle du strabisme (O *m* Ω = *f m o*). Ce point, nasal par rapport au centre rétinien, est projeté, comme on sait, vers le côté temporal, et au point où devrait être situé un objet pour donner une image rétinienne en *o*, si la direction de l'œil était normale.

Cette dernière position est réalisée quand le centre rétinien *f* est juste en face du point O. Donner à l'œil la direction normale revient à le faire tourner de la valeur de son angle de strabisme; *f* se place alors là où se trouvait *o*, et *o* passe en *o* ($fmo = omo'$, $fo = oo'$).

Pour trouver la projection de l'image *o'*, il suffit de prolonger la ligne *o' m*, et le point O', dans le plan de l'objet O, nous donne l'endroit où se trouve projetée l'image *o* du point O. Étant donné que l'œil sain voit l'objet en O, que l'œil malade le voit en O', la distance O O' mesure l'écartement entre les deux images. Comme l'angle *o' m o* est égal à *o m f*, et *o m f* égal à l'angle de strabisme $O m \Omega$, l'angle $O m O'$ est à son tour égal à l'angle du strabisme, et $O O' = O \Omega$, la tangente ([1]).

La même démonstration vaut, bien entendu, avec les modifications indispensables, pour une déviation paralytique en dehors. Elle devient encore plus claire dans les déviations en hauteur, car alors les deux yeux, vus de profil, se couvrent, coïncident. Il est d'ailleurs permis d'admettre cette coïncidence des yeux, même pour les déviations dans la latéralité, car l'examen se pratique toujours à une distance assez grande pour que leur direction, quand ils fixent normalement, puisse être considérée comme parallèle.

---

[1] Nous savons bien que les lignes selon lesquelles sont projetées les impressions visuelles, ne se croisent pas, comme sur notre figure, au centre de rotation. Mais l'erreur qui en découle est si minime que nous avons le droit, pour nos besoins, de faire coïncider ces deux points.

Pour l'examen on aura recours à la méthode la plus simple et la plus exacte à la fois, constituée par notre division murale dont la figure 10 donne la construction.

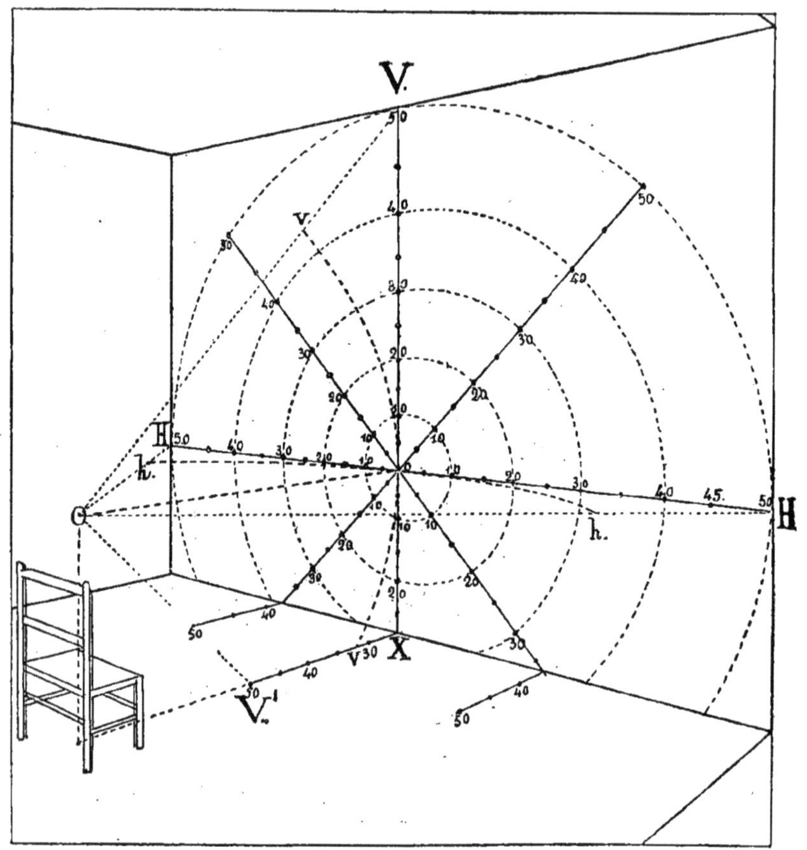

Fig. 10.

Le malade étant assis face au mur d'une chambre, à une distance connue, on construit autour de sa tête, O, comme centre, une sphère idéale.

Au point où le rayon horizontal perpendiculaire au mur

rencontre celui-ci, on placera l'objet de fixation, une petite bougie, ou, mieux, une ligne lumineuse verticale, facile à obtenir avec une lanterne électrique, et rendant plus manifestes les inclinaisons de la fausse image.

On marque les points où les rayons, de 5 en 5 degrés, émanés du centre de la sphère viennent couper le mur, en y fixant, par exemple, un clou métallique. On obtient ainsi autour du point de fixation une figure étoilée, qui donne les tangentes de 5 en 5 degrés; c'est sur cette figure que le malade, muni d'un verre rouge, projette sa fausse image. L'écart entre celle-ci et l'objet donne d'emblée l'angle du strabisme.

Voici, pour simplifier la tâche à qui voudrait établir notre division murale, les valeurs des tangentes pour un rayon de 225 cm., c'est-à-dire les points du mur qu'il faut marquer d'un clou, pour examiner un malade dont la tête est à $2^m,25$ du mur.

Nous mettrons notre point O à $1^m,20$ du sol, hauteur de la tête d'une personne assise; dans toutes directions rayonnantes

le clou correspondant à   5° sera à $19^{cm},6$ du zéro,

—	10°	—	$39^{cm},6$	—
—	15°	—	60^{cm}	—
—	20°	—	82^{cm}	—
—	25°	—	105^{cm}	—
—	30°	—	130^{cm}	—
—	35°	—	158^{cm}	—
—	40°	—	189^{cm}	—
—	45°	—	225^{cm}	—
—	50°	—	274^{cm}	—
—	55°	—	321^{cm}	—

La figure 10 montre que la verticale VV' rencontre le plancher entre le 25e et le 30e degré; c'est sur le sol que nous devrons continuer notre graduation, car c'est là que le malade projette sa fausse image. Voici les chiffres :

Le clou de 50° sera à 18cm du mur.

	35°	—	54cm	—
—	40°	—	82cm	—
—	45°	—	105cm	—
—	50°	—	124cm	—
—	55°	—	141cm	—

Pour les obliques, les points du plancher seront :

Pour 40°	à	25cm du mur.	
— 45°	—	55cm	—
— 50°	—	91cm	—

Si le malade est assis à plus de 2m,25 du mur, ces valeurs croîtront *en proportion*. Quand l'examen se pratique à 4m,50, le point de 10° correspondra à 5°, etc.

L'angle du strabisme et, partant, la diplopie, augmentent quand le regard se dirige vers le domaine d'action du muscle paralysé. Pendant que l'œil malade reste en arrière de l'œil sain, la fausse image qui lui correspond semble fuir devant celle de l'œil sain.

Pour faire varier la direction du regard, il est recommandable, non pas de déplacer dans différentes directions l'objet de fixation (bougie allumée, lanterne électrique), mais de le laisser fixe au mur, juste en face du malade, au centre de la division en tangentes, et de donner à la tête du malade la position qui exige, quand il veut fixer, la direction de regard désirée.

Plus la direction du regard s'approche du plan musculaire des moteurs dans la *verticale*, plus l'effet d'élévation et d'abaissement de ces derniers devient manifeste; en même temps leur action de rotation autour de l'axe antéro-postérieur et dans la latéralité diminue.

Inversement, plus la direction du regard s'éloigne de ce

plan musculaire, plus l'action dans la verticale diminue, en faveur de l'effet de rotation et d'abduction ou d'adduction.

Il s'ensuit que la diplopie *verticale* provoquée par la paralysie d'un *droit* inférieur ou supérieur, augmente dans le regard vers la tempe, c'est-à-dire vers le côté malade, et diminue dans le regard vers le côté sain.

L'inclinaison de l'image et la diplopie dans l'horizontale (croisée) dues à la paralysie d'un *droit vertical* diminuent dans le regard vers le côté malade, augmentent dans le regard vers le côté sain.

Inversement, la diplopie *verticale*, dans le cas de paralysie d'un *oblique*, augmente dans le regard vers le nez, c'est-à-dire vers le côté sain, diminue dans l'autre sens.

L'inclinaison, ainsi que la diplopie horizontale (homonyme), augmentent dans le regard vers la tempe, autrement dit vers le côté malade, et diminuent quand le regard se dirige vers le côté de l'œil sain.

La position de la tête.

Un malade atteint d'une paralysie oculaire donne, d'ordinaire, à sa tête une position telle que le champ de vision binoculaire se trouve, autant que possible, en face de lui. Pour cela il supplée à la rotation oculaire, qui fait défaut, par une rotation de la tête.

Comme l'image qui correspond à l'œil malade se trouve dans la sphère d'action du muscle paralysé, on peut dire que *le malade tourne sa face vers la fausse image*.

Ainsi :

Paralysie d'un muscle portant l'œil à *droite* (Externe droit, Interne gauche) : Face dirigée vers la droite. Paralysie d'un muscle portant l'œil à *gauche* (Interne droit, Externe gauche) : Face dirigée vers la gauche.

Il faut signaler une exception à cette direction latérale de la tête : dans les paralysies des muscles agissant dans la verticale qui ont en même temps une légère action latérale. Le mouvement compensateur de la diplopie horizontale aurait pour effet d'augmenter la diplopie verticale, bien plus gênante ; c'est pourquoi le malade tourne sa face vers le côté opposé à la direction du mouvement normal.

Ainsi les *droits* supérieur et inférieur font tourner un peu l'œil vers le nez. Malgré cela, la tête sera tournée non pas du côté sain, mais du côté malade.

Par la même raison le malade dirige sa face du côté sain et non du côté malade quand il est atteint de paralysie d'un *oblique*, bien que ces muscles soient aussi abducteurs.

L'augmentation de l'obliquité de l'image, qui se produit dans ce mouvement, se compense par l'inclinaison de la tête, sur l'épaule du côté *sain* quand il s'agit d'une paralysie d'un droit ou d'un oblique *supérieur*, sur l'épaule du côté *malade* dans la paralysie d'un droit ou d'un oblique *inférieur*.

Pour ce qui est d'ailleurs des défauts d'élévation, d'abaissement, de rotation, la loi ci-dessus se vérifie complètement :

Paralysie d'un *élévateur* (Droit supérieur, Oblique inférieur) : Face dirigée en haut. Paralysie d'un *abaisseur* (Droit inférieur, Oblique supérieur) : Face dirigée vers le bas.

Paralysie d'un muscle inclinant à *droite* (Droit et Oblique *supérieurs gauches*, Droit et Oblique *inférieurs droits*) : Inclinaison de la tête à droite.

Paralysie d'un muscle inclinant à *gauche* (Droit et Oblique *inférieurs gauches*, Droit et Oblique *supérieurs droits*) : Inclinaison de la tête à gauche.

En résumé : paralysie d'un *supérieur* = tête inclinée du côté sain; paralysie d'un *inférieur* = tête inclinée du côté malade.

En exceptant le mouvement de latéralité produit par les moteurs dans la verticale, la direction pathologique de la tête correspond à l'action physiologique normale du muscle paralysé; les lignes rouges (G et D) de la colonne VIII de notre tableau indiquent donc également, sauf les exceptions indiquées plus haut, la direction que prend la tête quand le muscle correspondant est paralysé.

La fausse projection ou localisation.

Si le malade a l'habitude de se servir de l'œil non paralysé, et si l'on vient à couvrir cet œil, de façon à faire fixer l'autre, le malade projettera (localisera) l'objet fixé à côté de sa véritable place, vers le domaine d'action du muscle insuffisant. Il estimera la situation de l'objet d'après l'influx d'innervation qu'il a été obligé de mettre en œuvre pour diriger son œil dévié vers le point de fixation. Cette innervation est d'autant plus grande que la paralysie est plus accentuée. Dans la réalité, le degré de fausse projection est habituellement en rapport avec le degré de la paralysie ([1]).

Cette loi peut subir certaines modifications dans une paralysie absolument complète, ou de date très ancienne, mais surtout quand c'est l'œil paralysé qui sert habituellement à la fixation ([2]).

Les mesures se font avec l'appareil de LANDOLT, figuré ci-contre. Il consiste en un tableau noir, placé verticale-

---

([1]) E. LANDOLT. Archives d'opht., mai 1898, vol. XVIII.
([2]) M. LANDOLT, Archives d'opht., janvier 1902, vol. XXII.

ment et portant une ligne blanche verticale. Une planche
horizontale, fixée au tableau par deux charnières, présente
à son bord libre une échancrure où vient s'engager le cou de
la personne à examiner; celle-ci, une fois en place, ne peut

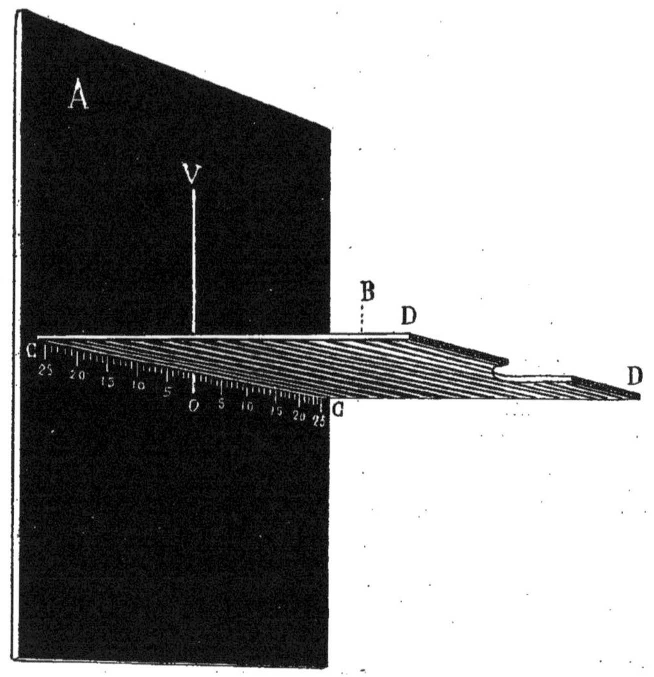

Fig. 11.

donc voir la partie inférieure du tableau noir, ni une ligne
horizontale, qui y est tracée, et qui porte, vers la droite et
vers la gauche, une division en tangentes, de degré en degré,
pour un rayon de 70 centimètres (distance des yeux au
tableau). On invite le malade à toucher vivement du doigt le
prolongement inférieur de la ligne verticale; la quantité dont
il se trompe mesure sa fausse projection.

Il est indispensable que la tête soit bien maintenue face au tableau.

Ce dispositif a l'avantage de permettre des observations précises : la personne examinée, en effet, ne voit pas ses mains, cachées par la planche horizontale; ne se rendant pas compte des erreurs qu'elle peut commettre, elle ne se laisse guider que par son sens musculaire.

La déviation secondaire.

Lorsque l'on couvre alternativement l'un et l'autre œil d'une personne atteinte de paralysie oculaire, on remarque que la déviation de l'œil caché est plus grande pour l'œil *sain*, quand c'est l'œil malade qui fixe, que pour l'œil malade dans le cas contraire.

Cette déviation reportée sur l'œil non atteint se nomme la *déviation secondaire*.

Elle peut être permanente quand c'est l'œil le meilleur au point de vue de l'acuité visuelle, celui qui sert d'habitude à la fixation, qui est frappé de paralysie.

Si le malade continue à se servir de cet œil, l'autre, le bien portant, prendra la position en tous points opposée à la déviation paralytique qui devrait exister; en d'autres termes, il se met en déviation secondaire, et projette son image rétinienne en conséquence.

La déviation secondaire est donc représentée par les lignes rouges de la colonne VIII du tableau, si l'on intervertit les lettres G et D. La ligne noire correspond alors à l'œil malade, mais fixant, la rouge à l'œil sain et dévié.

Par exemple : l'œil gauche, atteint de paralysie du *droit supérieur*, fixe; la ligne noire de la colonne VIII, G, troisième division, correspond alors à l'œil gauche, la rouge au droit.

L'œil droit, bien portant, serait donc plus haut, un peu à droite, et incliné vers la droite.

La projection de l'image d'un œil sain dévié de cette façon se fait dans la direction opposée; dans notre exemple en bas et à gauche. En d'autres termes : l'image de l'œil sain, situé en déviation secondaire, correspond à la place et à la position qu'occupe l'œil malade quand c'est le bon qui fixe.

Ces déductions peuvent souffrir quelques exceptions, en ce qui concerne la déviation latérale, et l'inclinaison, des yeux et des images; pour la diplopie horizontale et verticale, de beaucoup la plus importante, elles sont cependant absolument justes.

En résumé nous pouvons dire : les phénomènes qui apparaissent à l'occasion de la paralysie d'un muscle oculaire se manifestent, soit dans la direction normale (*physiologique*) de l'action de ce muscle, soit dans le sens opposé.

C'est ainsi que nous avons :

Dans la direction de l'action *physiologique* du muscle :	Dans la direction *opposée* à l'action *physiologique* du muscle :
a. La diminution de l'excursion (limitation du champ de fixation).	*a.* La déviation de l'œil.
b. L'apparition et l'augmentation de la diplopie.	*b.* La diminution de la diplopie; ou même la fusion.
c. La fausse projection.	*c.* La projection des images rétiniennes de l'œil sain, maintenu en déviation secondaire, quand c'est l'œil paralysé qui sert à la fixation.
d. La direction de la tête et l'inclinaison (voir les exceptions p. 39).	
e. La déviation secondaire de l'œil non paralysé.	

I	II	III	IV	V	VI	VII	VIII	
Muscle paralysé.	Déviation de l'œil. (Strabisme.)	Fausse image de l'œil malade (Diplopie.) (Ligne rouge de la colonne VIII.)	Limitation de la motilité et fausse projection. (Ligne rouge de la colonne VIII.)	Augmentation de la diplopie. (Ligne rouge de la colonne VIII.)	Position de la tête. (Direction de la face.)	Déviation secondaire de l'œil sain.	Diplopie [2]. La ligne rouge correspond à la fausse image de l'œil paralysé, la noire à celle de l'œil sain qui fixe.	
							C	D
Droit externe. .	Vers le côté sain. Strabisme convergent.	Du côté malade. Diplopie homonyme.	Vers le côté malade.	Dans le regard vers le côté malade.	Vers le côté malade, sans inclinaison.	Vers le côté malade; strabisme convergent. Diplopie homonyme.	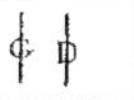 (figure)	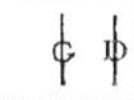 (figure)
Droit interne. .	Vers le côté malade. Strabisme divergent.	Du côté sain. Diplopie croisée.	Vers le côté sain.	Dans le regard vers le côté sain.	Vers le côté sain, sans inclinaison.	Vers le côté sain; strabisme divergent. Diplopie croisée.	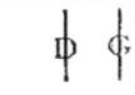 (figure)	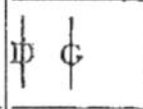 (figure)
Droit supérieur.	Vers le bas, un peu vers le côté malade, inclinaison temporale. Strabisme deorsum-vergent et légèrement divergent.	Plus élevée; du côté sain, inclinée vers le côté sain. Diplopie verticale et légèrement croisée.	Vers le haut et un peu vers le côté sain.	La différence de hauteur augmente vers le haut et vers le côté malade; la diplopie horizontale et l'inclinaison augmentent vers le côté sain.	Vers le haut, vers le côté malade, et penchée sur l'épaule du côté sain.	Vers le haut et vers le côté sain, inclinée vers le côté sain. — Diplopie verticale et légèrement croisée; l'image de l'œil sain est plus basse et inclinée du côté malade[1].	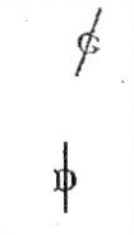 (figure)	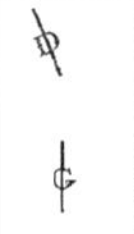 (figure)
Droit inférieur.	Vers le haut, un peu vers le côté malade; inclinaison nasale. Strabisme sursum-vergent et légèrement divergent.	Plus basse, du côté sain, inclinée vers le côté malade. Diplopie verticale et légèrement croisée.	Vers le bas et un peu vers le côté sain.	La différence de hauteur augmente vers le bas et vers le côté malade; la diplopie horizontale et l'inclinaison augmentent vers le côté sain.	Vers le bas, vers le côté malade, et penchée sur l'épaule du côté malade.	Vers le bas et vers le côté sain, inclinée vers le côté malade. Diplopie verticale et légèrement croisée. L'image de l'œil sain est plus élevée et inclinée vers le côté sain[1].	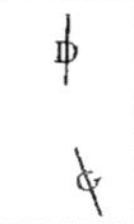 (figure)	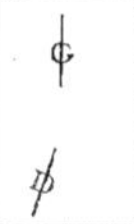 (figure)
Oblique supérieur.	Vers le haut, un peu vers le côté sain; inclinaison temporale. Strabisme sursum-vergent et légèrement convergent.	Plus basse, du côté malade, inclinée vers le côté sain. Diplopie verticale et légèrement homonyme.	Vers le bas et un peu vers le côté malade.	La différence de hauteur augmente vers le bas et vers le côté sain. La diplopie horizontale et l'inclinaison augmentent vers le côté malade.	Vers le bas, vers le côté sain, penchée sur l'épaule du côté sain.	Vers le bas et vers le côté malade, inclinée vers le côté sain. Diplopie verticale et légèrement homonyme. L'image de l'œil sain est plus élevée et inclinée vers le côté malade[1].	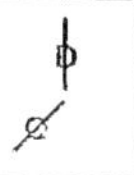 (figure)	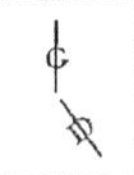 (figure)
Oblique inférieur.	Vers le bas, un peu vers le côté sain, inclinaison nasale. Strabisme deorsum-vergent et légèrement convergent.	Plus élevée, du côté malade inclinée vers le côté malade. Diplopie verticale et légèrement homonyme.	Vers le haut et un peu vers le côté malade.	La différence de hauteur augmente vers le haut et vers le côté sain. La diplopie horizontale et l'inclinaison augmentent vers le côté malade.	Vers le haut, vers le côté sain et penchée sur l'épaule du côté malade.	Vers le haut et vers le côté malade inclinée vers le côté malade. Diplopie verticale et légèrement homonyme. L'image de l'œil sain est plus basse et inclinée vers le côté sain[1].	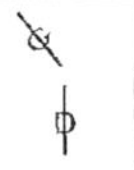 (figure)	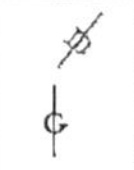 (figure)

(1) Pour la déviation secondaire il ne faut tenir compte que de la différence de hauteur des yeux ou des images; l'écart horizontal et l'inclinaison des images ne répondent pas toujours à ce que la théorie ferait prévoir.

(2) Les lignes rouges de la colonne VIII, qui représentent, à la fois, l'action des moteurs dans la verticale et la fausse image provoquée par leur paralysie, n'ont pas été tracées au hasard. Elles correspondent exactement la position que prendrait le méridien vertical après une rotation de 40° autour de l'axe de chacun de ces muscles. Leur position a été obtenue d'une part par le calcul, d'autre part expérimentalement, à l'aide de notre ophtalmotrope. La comparaison entre les lignes rouges et noires permet de se rendre compte du rapport exact entre les déviations verticale, latérale, et l'inclinaison que produit chaque muscle.

SYMPTOMES DE LA PARALYSIE TOTALE DU MOTEUR OCULAIRE COMMUN

Ptosis. — Mydriase. — Paralysie du *sphincter de la pupille* et du *muscle ciliaire*, c'est-à-dire de l'accommodation. — Paralysie du *droit interne*, du *droit supérieur* et *inférieur*, du *petit oblique*.

Strabisme divergent, souvent un peu *deorsum*-vergent, avec *inclinaison* vers le côté *sain*.

Donc :

Diplopie croisée.

L'image de l'œil malade est *inclinée* vers le côté *malade*, quelquefois un peu plus élevée que celle de l'œil sain.

La mobilité est limitée vers le côté *sain*, en *haut* et en *bas*.

L'inclinaison est plus accentuée dans le regard vers le côté *sain*.

Donc :

Augmentation de la diplopie *horizontale* dans le regard du côté sain; de la diplopie *verticale*, tant vers le haut que vers le bas.

Dans le regard en haut l'image de l'œil *malade* est la plus *élevée*, dans le regard en bas elle est la plus *basse*.

L'inclinaison de l'image augmente dans le regard vers le côté *sain*.

Quand la paralysie est très prononcée, il est fréquent que le *droit externe* du même côté ne soit pas absolument intact, c'est-à-dire que le champ de fixation est plus ou moins limité du côté temporal. Il arrive aussi que l'autre œil soit le siège de troubles moteurs.

CHAMPS DE FIXATION DANS DIFFÉRENTS CAS DE PARALYSIES

La ligne pointillée correspond à un champ normal minimum.

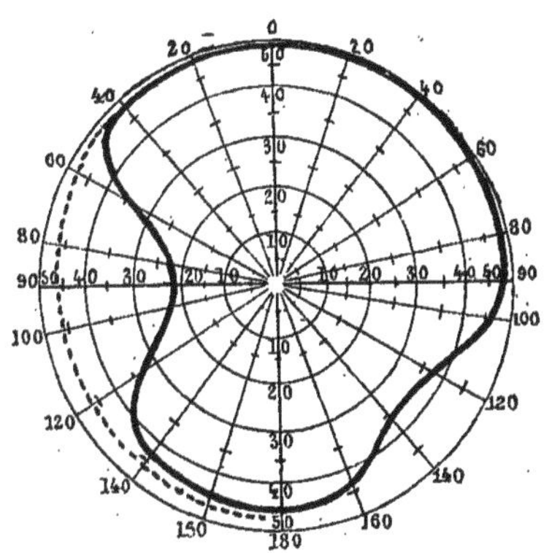

Fig. 12. — Champ de fixation d'un œil *gauche* atteint de *paralysie* du *droit externe*. (Strab. conv. 8°.)

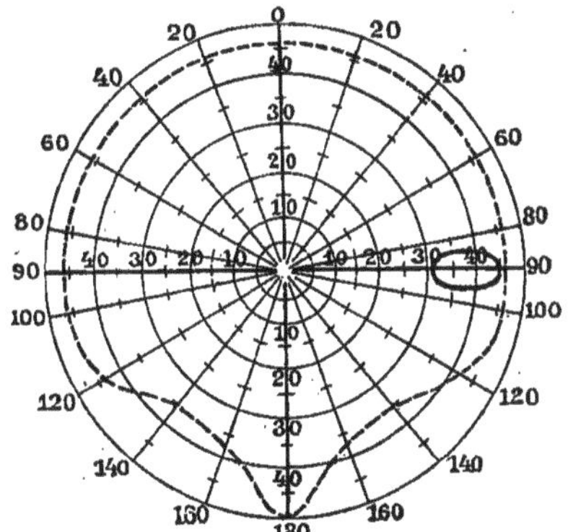

Fig. 13. — Champ de fixation *binoculaire* d'un malade atteint de *paralysie* du *droit externe gauche*. En pointillé : le champ de fixation *binoculaire* normal.

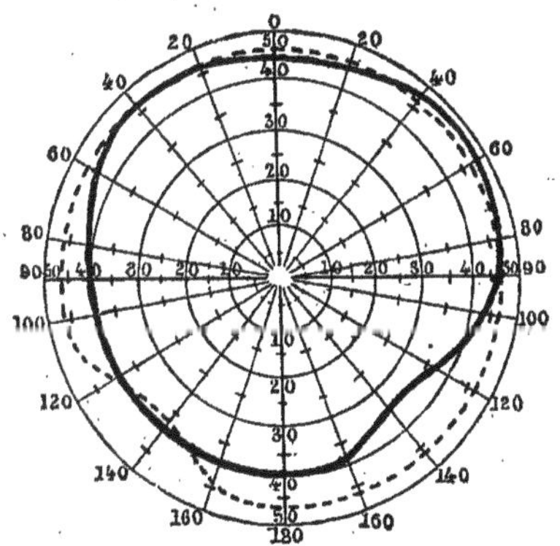

Fig. 14. — Champ de fixation d'un œil *droit* atteint de parésie de l'*oblique supérieur*.

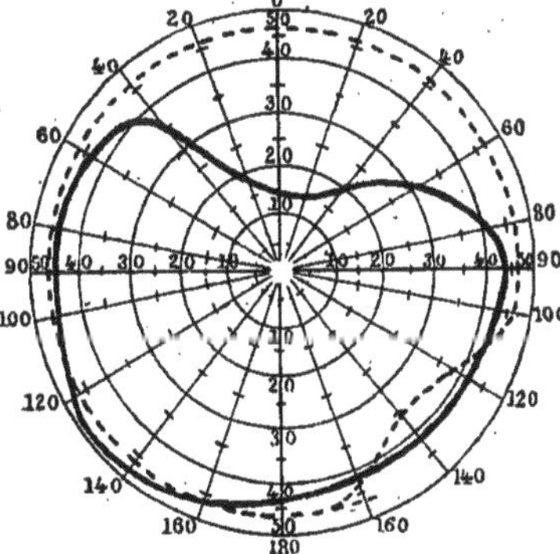

Fig. 15. — Champ de fixation d'un œil *gauche* atteint de parésie de l'*oblique inférieur*.

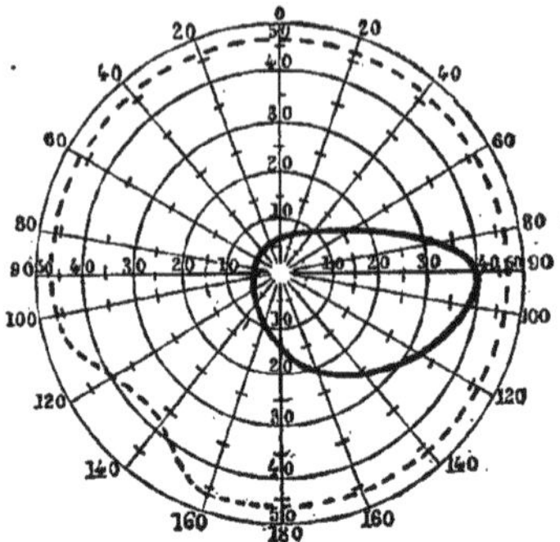

Fig. 16. — Champ de fixation d'un œil *droit* atteint de paralysie du *moteur oculaire commun*.

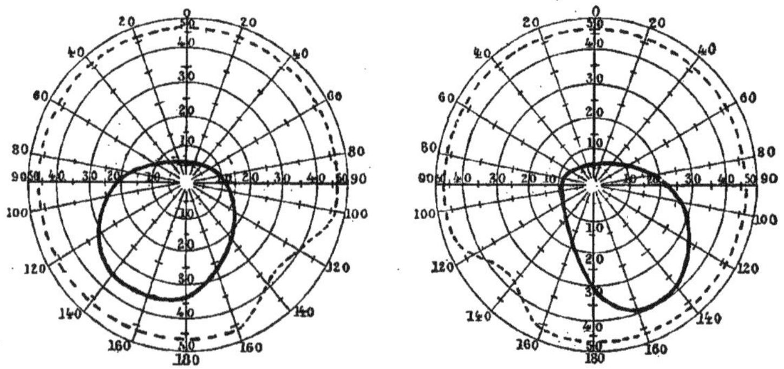

Fig. 17. — Champs de fixation d'un cas de *parésie* double du *moteur oculaire commun*.

Spasmes des muscles oculaires.

Le spasme pur d'un muscle oculaire ne doit pas être confondu avec la contracture qui se développe souvent au cours d'un strabisme de longue durée. Le spasme n'est qu'une contraction qui cesse avec l'innervation, alors que, dans la contracture, le muscle, modifié dans sa structure, reste raccourci d'une façon durable. La contracture est donc une affection secondaire, le spasme une affection primitive.

Les phénomènes qui caractérisent le spasme d'un muscle oculaire sont exactement opposés à ceux que produit sa paralysie, et analogues à ceux qui accompagnaient la paralysie de la fonction antagoniste. Il ne faut pas oublier, à ce propos, qu'aux seuls droits interne et externe s'oppose un muscle unique, agissant en sens inverse; à chacun des moteurs dans la verticale correspondent au moins deux antagonistes.

Le spasme se différencie de la paralysie du muscle opposé par une moins grande uniformité. Une crampe musculaire ne peut durer des jours ou des semaines au même degré; il cède à la narcose. Il cesse d'ailleurs de temps à autre; il est tantôt plus, tantôt moins prononcé. Ce caractère se traduit par la variabilité, non seulement de l'angle de strabisme, mais aussi des excursions de l'œil atteint de spasme; dans les paralysies ceux-ci sont plus constants, ou se modifient graduellement, avec l'amélioration ou l'aggravation de la maladie.

Le spasme tonique d'un muscle isolé paraît être très rare. Pour le diagnostiquer il faudra tenir compte d'une façon toute spéciale de l'état général.

Il est beaucoup plus fréquent de rencontrer des spasmes de *fonctions* motrices, des mouvements associés des yeux : latéralité, élévation, abaissement, surtout de la convergence, moins souvent de la divergence.

Nous en parlerons à propos des troubles des mouvements *associés*; des spasmes de ce genre, qui peuvent, quand ils intéressent les mouvements symétriques, simuler un strabisme concomitant, se rencontrent, par exemple, dans la maladie de Little et aussi dans l'hystérie; ils ne rentrent

pas dans notre seconde catégorie, mais dans la troisième
(p. 62).

Un spasme clonique peut accompagner certaines paralysies de muscles isolés, surtout au moment de leur convâ-
lescence.

C'est ainsi que dans des affections nucléaires, par exemple, on observe une contracture pathologique du releveur de
la paupière, antérieurement paralysé, au moment de l'innervation d'autres muscles oculaires(¹). Peut-être est-on en
droit de considérer comme un spasme des releveurs le *signe
de Græfe* dans la maladie de Basedow; ce phénomène, on le
sait, est constitué par le fait que les paupières supérieures
ne suivent pas quand le malade regarde en bas.

En 1882, je fus consulté par le célèbre oculiste Desmarres
pour des secousses rythmiques dans son *oblique supérieur*
droit parésié; c'était le reliquat d'une hémorragie cérébrale
avec hémiplégie droite et aphasie. Les deux images de la
diplopie n'étant que fort peu écartées, il en résultait une
déformation des objets et des mouvements apparents des
plus gênants. Dans sa longue pratique il n'avait jamais
observé de cas analogue, moi-même n'en ai plus jamais
rencontré de ce genre.

Ces secousses nystagmiformes s'observent dans diverses
affections du système nerveux. Elles peuvent cependant se
produire par le seul surmenage ou la faiblesse des muscles,
et se manifestent surtout dans les positions extrêmes.

(¹) Wilbrand et Sænger. Neurologie des Auges, I, p. 77.

DIAGNOSTIC DES PARALYSIES OCULAIRES

Le diagnostic du muscle paralysé se fait le plus aisément à l'aide de la diplopie.

Pour cela on place le malade en face d'un mur qui porte à la hauteur des yeux une source lumineuse ; le mieux serait un fil incandescent vertical, qui permettrait d'observer plus sûrement l'inclinaison des images [1].

L'un des yeux du malade est muni d'un verre rouge. — La tête et le corps doivent être tenus absolument droits.

Avant tout on se rend compte de la nature de la diplopie : *homonyme*, *croisée* ou *verticale*. Si elle est mixte, c'est-à-dire si les deux images ne se trouvent ni à la même hauteur, ni directement l'une au-dessus de l'autre, on portera son attention d'abord sur le caractère le plus prononcé, l'horizontalité, si les images sont plus écartées en largeur, la verticalité, si c'est en hauteur.

Pour trouver quel est le muscle atteint, on détermine avant tout *quel est l'œil frappé de paralysie*. On y sera aidé par notre première loi : « L'œil malade est caractérisé par ce fait que la diplopie augmente quand le regard se dirige vers son image. »

Pour faire varier la direction du regard, on ne variera pas, nous l'avons déjà dit plus haut, la place de l'objet de fixation ; on le laissera fixé au mur, et on tournera la tête du malade dans le sens opposé à la direction du regard qu'on veut

---

[1] Si ce mur est muni de notre division en tangentes (v. p. 35) la distance de la tête du malade doit être égale au rayon de la division. On peut ainsi faire, outre le diagnostic qualitatif, le diagnostic quantitatif, c'est-à-dire mesurer l'angle du strabisme.

obtenir (pour faire diriger les yeux vers la gauche, on tournera la tête, ou la face, du malade vers la droite, pour le faire regarder en haut on baissera la tête, et *vice versa*). (Voir p. 37.)

Prenons un exemple : l'image de l'œil *gauche* est plus *bas*, celle de l'œil *droit* plus *haut*. Quand on renverse la tête en arrière, ce qui demande, pour le maintien de la fixation, un *abaissement* du regard, les deux images semblent s'écarter : c'est donc l'œil *gauche* qui est malade. (En baissant la tête, c'est-à-dire quand le regard est dirigé en haut vers celle de l'œil droit, les images se rapprochent.)

L'œil malade étant ainsi trouvé, nous obtiendrons le *muscle* à l'aide de notre deuxième loi : « Le muscle paralysé est celui qui aurait donné à l'œil la position et la direction de la fausse image. »

Pour les moteurs dans l'horizontale ces deux lois suffisent pour trouver, d'emblée, le muscle.

Il en est de même dans les cas de diplopie verticale, quand, à côté de la différence de hauteur, il existe un écartement latéral et une inclinaison bien nets.

Si dans notre exemple l'image de l'œil gauche malade se trouve non seulement plus bas, mais encore déjetée du côté temporal (diplopie homonyme) et inclinée du côté nasal, nous aurons manifestement affaire à une paralysie de l'*oblique supérieur*. Celui-ci en effet tourne l'œil en bas, en dehors, et fait pencher le méridien vertical vers le nez.

Il arrive, cependant, très souvent que le malade est incapable de donner des indications précises sur la latéralité, et surtout sur l'inclinaison des images[1].

---

[1] L'inclinaison deviendrait beaucoup plus manifeste si notre objet de fixation était une *ligne* lumineuse, au lieu d'un simple point. Mais, d'une façon générale, la latéralité et l'inclinaison des images qui accompagnent la paralysie d'un moteur dans la verti-

Nous ne pouvons conclure de ses réponses qu'à l'existence de la paralysie d'un élévateur ou d'un abaisseur.

Comme chaque œil possède deux élévateurs et deux abaisseurs, il faut trouver par un autre moyen s'il s'agit d'un oblique ou d'un droit, dans notre exemple, si c'est l'*oblique supérieur* ou le *droit inférieur*.

Pour faire le diagnostic différentiel entre la paralysie d'un muscle oblique ou d'un muscle droit, il suffit de se représenter la direction du plan musculaire des moteurs dans la verticale (fig. 1) : vers la tempe pour les droits, vers le nez pour les obliques. Plus la ligne de regard s'approche de la direction de ces muscles, plus l'action verticale de ceux-ci devient manifeste, plus la diplopie verticale augmente quand ils sont paralysés, cependant que l'action dans la latéralité et autour de l'axe antéro-postérieur, et, par suite, la diplopie horizontale et l'inclinaison de l'image, diminuent en proportion. (Le contraire se produit, bien entendu, dans la direction opposée au plan musculaire.)

Si donc, par une rotation de la tête à gauche, nous dirigeons le regard vers la droite, et que la diplopie verticale augmente, nous aurons affaire à la paralysie d'un *oblique* de l'œil gauche, ou d'un *droit* supérieur, ou inférieur, de l'œil

---

cale, ne sont pas très prononcées dans la position primaire. Les images de la colonne VIII (V. tableau) sont basées sur une rotation de 40 degrés autour de l'axe des moteurs dans la verticale. En réaité une diplopie aussi prononcée ne se produit jamais. Si nous la réduisons à 10 degrés, ce qui est déjà beaucoup, c'est-à-dire si nous prenons des écartements vertical et horizontal, ainsi qu'une inclinaison, quatre fois plus petits, ces deux derniers symptômes deviendront à peine appréciables. Les schémas habituels, absolument arbitraires, qui servent à représenter la diplopie, exagèrent beaucoup les composantes horizontale et oblique, par rapport à la verticale, ce qui donne une conception très inexacte de ces symptômes.

droit. Au contraire une diplopie verticale qui augmente dans le regard à gauche provient de la paralysie d'un muscle *droit* de l'œil gauche, ou d'un *oblique* de l'œil droit.

Ou encore :

Augmentation de l'écartement en hauteur dans le regard vers le côté de l'œil *sain* : paralysie d'un *oblique*.

Augmentation de la diplopie dans le regard vers le côté *malade* : paralysie d'un muscle *droit*.

Reprenons notre exemple (paralysie d'un *abaisseur* de l'œil *gauche*). Si nous tournons la tête du malade vers la gauche, de façon à l'obliger à diriger son regard vers la droite pour maintenir la fixation de l'objet, et que la diplopie verticale augmente, le diagnostic de paralysie de l'*oblique supérieur* sera fait.

Dans le regard du côté opposé les images se rapprochent dans la verticale, mais s'écartent dans l'horizontale. De cette façon on arrive souvent à rendre manifeste une diplopie horizontale et une inclinaison de l'image, latentes dans le regard droit en avant.

Une confirmation du diagnostic nous est donnée par la **position de la tête**, ou mieux la direction de la face du malade. Si on lui laisse prendre la position la plus agréable, on verra que :

La face tournée vers la gauche = paralysie d'un muscle agissant vers la gauche : *droit externe gauche, droit interne droit*; ou encore, bien qu'ils aient une légère action vers la droite, du *droit supérieur* ou *inférieur gauches*, l'*oblique supérieur* ou *inférieur droits*. (Parce que le malade diminue ainsi la composante verticale de sa diplopie.)

La face tournée à droite = paralysie d'un muscle agissant vers la droite : *droit interne gauche, droit externe droit*; ou encore, bien qu'ils aient une légère action vers la gauche, du *droit supérieur* ou *inférieur* droits, du *grand* ou du *petit oblique gauche*s.

Inclinaison de la tête sur l'épaule gauche = paralysie du *droit* ou de *l'oblique inférieurs gauches*, du *droit* ou de *l'oblique supérieurs droits*.

Inclinaison de la tête sur l'épaule droite = paralysie du *droit* ou de *l'oblique inférieurs droits*, du droit *ou de l'oblique supérieurs gauches*.

Si l'on suit fidèlement les règles que nous exposons, la diplopie suffira pour faire aisément, et sûrement, le diagnostic de paralysies même complexes, de celles qui affectent plus d'un muscle du même côté, ou même plusieurs muscles des deux yeux.

Certaines difficultés peuvent se présenter quand l'œil paralysé sert à la fixation, et que l'œil sain, secondairement dévié, paraît être l'œil malade. Il faut songer à cette possibilité surtout quand il existe une notable différence d'acuité entre les deux yeux.

Ce que nous avons dit page 51, la comparaison entre les déviations quand on cache alternativement les deux yeux (angle plus grand pour l'œil sain), et surtout la mesure des excursions des deux yeux, aident à distinguer l'œil paralysé de celui qui ne l'est pas.

II. — STRABISME RÉSULTANT DU DÉFAUT DE VISION BINOCULAIRE

(STRABISME CONCOMITANT) [1]

La vision binoculaire est le seul guide *sûr* de la direction correcte des yeux. Si elle fait défaut, ou si l'impulsion à la vision binoculaire n'est que peu développée, la direction réciproque des yeux est livrée à toutes les autres influences. Parmi celles-ci, les plus considérables sont le rapport qui lie l'accommodation à la convergence, et la position de repos des yeux.

Chez de jeunes sujets hypermétropes, ou non hypermétropes mais à accommodation faible, il est fréquent que l'effort insolite d'accommodation provoque du *strabisme convergent*, si le besoin de voir binoculairement n'arrive pas à développer une association convenable entre la convergence et l'accommodation.

Inversement, des myopes de degré élevé, qui n'ont pas besoin, ou qui n'ont que peu besoin d'accommodation, ou des sujets, non myopes, privés pour une raison ou pour une autre de vision binoculaire, tombent d'ordinaire dans le *strabisme divergent*. Ils ne font pas l'effort que requiert la

---

(1) L'expression *strabisme concomitant* est loin d'être juste. Elle date d'une époque où l'essence de cette forme de strabisme n'était pas encore bien connue. Maintenant que nous savons qu'il ne repose ni sur un défaut de structure d'un muscle, ni sur la paralysie de son nerf, ni, en un mot, sur aucune cause organique, nous pourrions l'opposer, en lui donnant le nom de strabisme *fonctionnel*, au strabisme *organique*, résultat d'une lésion de l'organisme moteur des yeux. Si dans les pages qui vont suivre, nous continuons, pour plus de simplicité, à nous servir de l'expression ancienne, le lecteur ne s'en rendra pas moins compte de son sens réel.

convergence positive, et laissent à leurs yeux la direction réciproque qui leur est la plus commode. C'est, dans la grande majorité des cas, la divergence.

La direction anormale, dans cette forme de strabisme, ne se manifeste, presque exclusivement, que dans l'horizontale ; la convergence, tant positive que négative, se déroule en effet, d'une façon générale, dans un plan passant par les deux centres de rotation. Ce n'est que dans des cas très prononcés qu'il s'y ajoute un certain degré de déviation en hauteur. Un œil en *convergence* se dirige d'habitude un peu *en haut*, un œil en *divergence* un peu *vers le bas*([1]).

Diagnostic différentiel entre le strabisme concomitant et le strabisme paralytique.

Si l'on ne perd pas de vue l'étiologie, il semble que ce diagnostic ne doive pas présenter de difficulté.

Le *strabisme paralytique* apparaît d'habitude brusquement, le *concomitant* s'établit peu à peu.

Le *strabisme concomitant convergent* se développe le plus souvent dans l'enfance, en particulier chez des hypermétropes. Il est influencé d'une façon très notable par l'accommodation, ce qui est beaucoup moins le cas pour le strabisme convergent paralytique.

Le *strabisme convergent paralytique* (parésie du droit externe) n'est pas aussi rare chez les enfants qu'on l'admet d'habitude ; cependant, de même que le strabisme paralytique en général, il est beaucoup plus fréquent chez l'adulte. Il suffit

([1]) E. Landolt. L'Étiologie du strabisme. Arch. d'Opht., XVII, p. 74, 1897.

de se rappeler ses causes : syphilis, diabète, rhumatisme, etc., et notamment toutes les maladies cérébrales auxquelles l'adulte est plus exposé que l'enfant.

Le strabisme *concomitant divergent* peut se développer à toute période de la vie, comme suite à la perte de la vision binoculaire.

Dans le strabisme *concomitant* on ne rencontre pas cette diplopie spontanée, correspondant exactement au sens et au degré de la déviation, et qui constitue un symptôme caractéristique des paralysies.

La diplopie, que l'on arrive parfois à provoquer chez des strabismes concomitants, diffère absolument de celle des paralytiques. Elle ressemble plus à une vision alternante. Le malade, le plus souvent, est incapable d'indiquer la situation réciproque des deux images.

Il est vrai que même dans un strabisme *paralytique* la diplopie peut faire défaut, dans les cas où la vision binoculaire n'existait pas auparavant, ou quand la déviation est de date ancienne. Mais même dans ce dernier cas il est possible, comme nous le verrons plus loin, de la réveiller.

Quel que soit l'œil que l'on exclue, le degré de strabisme est toujours le même quand il s'agit d'un strabisme *concomitant*, alors que dans un strabisme *paralytique* la déviation, pour des causes exposées plus haut, est plus marquée quand le malade fixe avec son œil paralysé, que lorsqu'il fixe avec l'œil sain. En d'autres termes, la *déviation secondaire*, caractéristique du strabisme paralytique, fait défaut dans le non paralytique.

Par la même raison on n'observe pas de fausse projection dans le strabisme *non paralytique*.

De même que les causes du strabisme *concomitant* n'intéressent pas un œil seul, mais tous les deux au même titre, de même les conséquences tardives se manifestent sur les deux yeux. Des deux côtés se développe, peu à peu, une limitation du champ de regard : *temporale* pour les *convergents*, *nasale* pour les *divergents*. Cette limitation est, souvent, plus prononcée sur l'œil constamment dévié que sur celui qui sert à la vision.

Dans le strabisme paralytique la limitation du mouvement répond exactement à la sphère d'action du muscle paralysé; de même que la paralysie, elle n'existe, d'ordinaire, que sur l'un des yeux. Si les deux yeux sont frappés, les champs d'excursions n'en seront pas moins difficiles à confondre avec ceux d'un cas de strabisme concomitant. Même les champs de regard d'un malade atteint d'une *double paralysie du droit externe* se différencieront, en y regardant de près, de ceux d'un strabisme *concomitant convergent* : ils présentent du côté temporal une encoche nette (fig. 12), alors que dans le second cas, ce n'est, du côté externe, qu'une moins grande convexité, tout au plus un aplatissement régulier ([1]) (fig. 18).

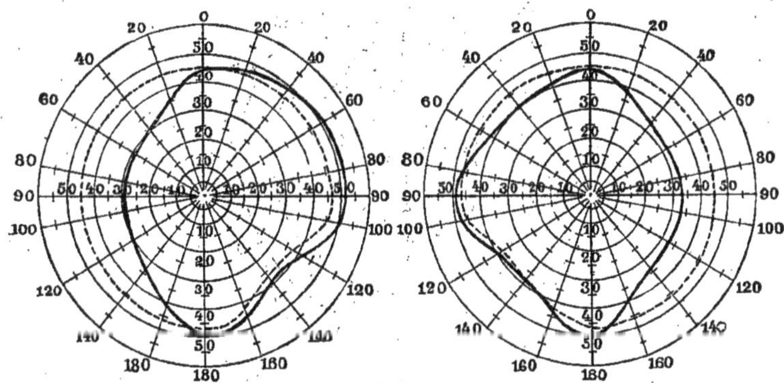

Fig. 18. — Trait plein : Champs de fixation d'un *strabisme concomitant convergent* extrêmement prononcé. — En pointillé : Champs de fixation normaux d'étendue minima.

([1]) E. Landolt. Arch. d'opht., 1881.

Le diagnostic différentiel entre le strabisme paralytique et le concomitant peut présenter quelque difficulté dans des cas très anciens. L'absence de diplopie ne suffit pas pour

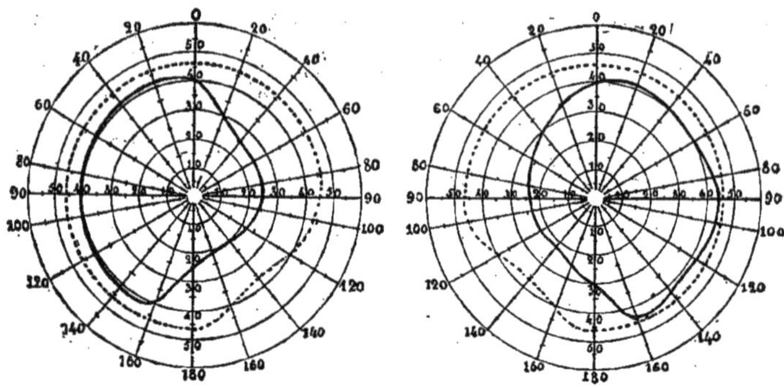

Fig. 19. — Champs de fixation d'un myope de degré élevé, atteint de *strabisme concomitant divergent* relatif.

exclure une paralysie musculaire. Les malades atteints d'un strabisme paralytique apprennent, peu à peu, à ne pas lais-

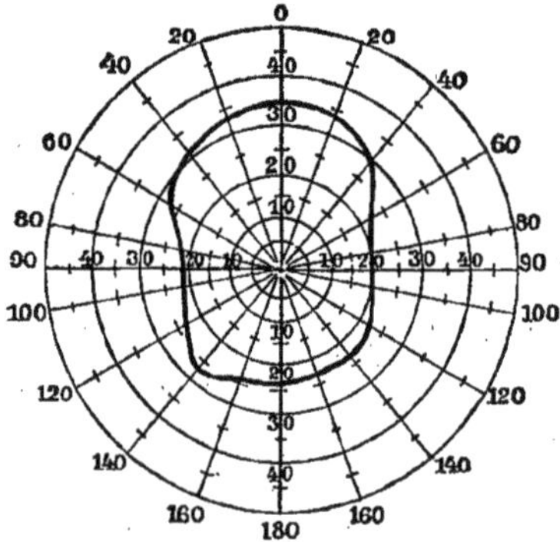

Fig. 20. — Champ de fixation *binoculaire* du malade de la figure 19.

ser arriver jusqu'à leur conscience l'image de l'œil dévié, afin d'échapper à la diplopie. Celle-ci peut être réveillée cependant, avec un peu de patience et d'une façon caractéristique, en particulier à l'aide d'un prisme placé perpendiculairement à la déviation. L'image de l'objet à fixer tombe alors, dans l'œil dévié, sur une région rétinienne dont les impressions visuelles sont encore perçues. Si l'œil dévié est d'une très mauvaise acuité, on se servira d'une source lumineuse très intense, que l'on atténuera, pour le bon œil, à l'aide d'un verre fumé.

D'un autre côté, il se produit dans des yeux ainsi déviés pendant des années des modifications dans la structure des muscles, qui influencent leurs champs d'excursion d'une façon quelque peu insolite.

Si l'on fait appel, cependant, à tous les moyens diagnostiques, et avant-tout à l'étiologie, on peut arriver, même dans des cas de ce genre, à une conclusion certaine; les deux formes de strabisme, par leur nature même, sont, malgré tout, trop différentes, pour qu'un clinicien d'expérience puisse s'y tromper.

III. — STRABISME CONSÉCUTIF A UNE LÉSION DES CENTRES QUI PRÉSIDENT AUX MOUVEMENTS SYMÉTRIQUES OU ASSOCIÉS

Bien que dans le strabisme concomitant, tant convergent que divergent, les centres de convergence et de divergence soient intéressés, la cause première de ces formes n'est pas toujours une lésion des centres. Le strabisme convergent non paralytique, qui repose sur un spasme, sur une innervation exagérée de la convergence, est provoqué le plus souvent, comme nous l'avons vu, par un spasme de l'accommodation; celui-ci, de son côté, doit sa naissance à une réfraction, statique ou dynamique, insuffisante.

De même dans les cas de strabisme concomitant *divergent*, nous n'avons pas affaire, le plus souvent, à une paralysie de la convergence, mais à un défaut d'usage, à une inaction, affaiblissement qui peut aller jusqu'à l'abolition de cette fonction. Mais dans les deux cas, qu'il s'agisse de strabisme concomitant convergent ou divergent, la première cause se trouve dans une vision binoculaire insuffisamment développée.

La troisième forme de strabisme s'établit indépendamment de la réfraction, de l'acuituelleé vis ou de la vision binoculaire, à la suite d'une lésion primitive des centres.

Si elle frappe le centre des mouvements *symétriques*, le strabisme s'accompagne habituellement de *diplopie* : *homonyme* pour un spasme de la convergence ou une paralysie de la divergence, *croisée* pour une paralysie de la convergence ou un spasme de la divergence.

C'est là déjà une différence fondamentale entre cette forme *centrale* et le strabisme concomitant.

Si l'on examine en outre les champs d'excursion, après avoir diminué autant que possible le spasme de convergence en paralysant l'accommodation par l'atropine, on les trouvera, ordinairement, normaux.

Ce caractère différencie encore cette forme de strabisme du concomitant et surtout du paralytique. De plus, il y manque la déviation secondaire et la fausse projection.

Il n'est pas possible de confondre la diplopie qui accompagne un trouble des mouvements associés, avec celle d'une paralysie d'un externe ou d'un interne; dans ce dernier cas elle augmente nettement dans un sens et diminue dans l'autre; dans un trouble associé elle augmente dans les deux sens.

Une paralysie simultanée, et isolée, des deux droits internes ne s'observe guère, mais bien celle des deux droits externes. Elle s'accompagne de limitation temporale des mouvements, et de diplopie homonyme. La cause et le siège de la paralysie se déduisent de l'étiologie et des symptômes accessoires.

La déviation simultanée des deux yeux vers la droite ou la gauche, le haut ou le bas, troubles des mouvements *associés*, ne se laissent confondre ni avec la paralysie de muscles isolés, ni avec un strabisme concomitant. C'est la nature de la lésion initiale qui apprend s'il s'agit d'une paralysie ou d'un spasme, d'un processus destructif ou irritatif au niveau des centres d'association nerveuse (v. p. 90 et suivantes).

IV. — TROUBLES DE LA MOTILITÉ CONSÉCUTIFS A UNE LÉSION DES CENTRES D'ÉQUILIBRE DU CORPS ET DES YEUX

(TROUBLES PARADOXAUX)

Il existe certains troubles, assez rares, de la motilité qui se distinguent par leur incohérence. Loin de correspondre à des affections des centres de la vision binoculaire, ils s'accompagnent des combinaisons de regard les plus paradoxales. Quand, par exemple, l'un des yeux se tourne en dehors, l'autre se dévie en haut, ou encore lorsqu'on demande au malade de regarder en haut, l'un des yeux se dirige en haut et en dehors, l'autre en bas.

Les releveurs des paupières participent souvent à ces mouvements incohérents. Il arrive que quand le malade ouvre les yeux fortement, les globes se dévient involontairement vers le bas, ou latéralement. — Inversement, on a observé des déviations latérales ou vers le bas, à propos de l'occlusion des paupières; ce phénomène serait souvent en rapport avec une paralysie faciale.

Il peut se faire qu'au moment d'un mouvement de convergence les paupières s'élèvent ou s'abaissent; ou encore la paupière d'un côté s'abaisse quand les yeux se dirigent vers le côté opposé(¹).

GOLDSCHEIDER a observé, dans un cas d'hystérie, que la paupière supérieure de l'œil gauche s'élevait d'une façon spasmodique quand le regard se dirigeait à droite et en bas.

Il se peut que certains de ces phénomènes aient leur cause

(¹) WILBRAND und SÆNGER. Neurologie des Auges, I.

dans la région des noyaux; les plus complexes cependant apparaissent à la suite d'affections du labyrinthe et du cervelet. En ces deux points, surtout dans le cervelet, se trouvent des centres — encore peu connus — préposés à la régulation des mouvements des yeux.

D'après Bernheimer les troubles moteurs que l'on observe au cours d'*affections du labyrinthe* (Déviations latérales, nystagmus, etc.), ne seraient autre chose que des phénomènes irritatifs, au niveau des noyaux moteurs des yeux, irritation dûe à des altérations de la pression se propageant de l'oreille interne à l'espace sous-arachnoïdien; ou bien il s'agirait de réflexes provoqués par l'irritation des racines du nerf acoustique, qui sont en relation avec les nerfs moteurs des yeux.

Nystagmus.

Nous pouvons joindre aux troubles paradoxaux le *nystagmus*, ce mouvement si caractéristique, ce tremblement des yeux, qui se produit tantôt dans la verticale, tantôt latéralement ou autour de l'axe sagittal.

Cette affection, très souvent congénitale, peut se développer dans la première enfance, par suite d'opacités de la *cornée* ou du *cristallin* (cataracte polaire) ou d'*amblyopie* de causes diverses, en particulier par *scotome central*.

Il n'est pas rare de rencontrer le nystagmus chez les *albinos*.

Il faut séparer du nystagmus congénital le nystagmus acquis. Dans le premier, les malades, malgré le mouvement incessant de leurs yeux, voient immobiles les objets qui les entourent; dans le second, les objets semblent se mouvoir de la même façon que les yeux.

La tête elle-même participe parfois à ces mouvements rythmiques.

Le nystagmus se développe avec une fréquence particulière chez les ouvriers des *mines*. Il se rencontrerait encore dans d'autres corps de métier, comme par exemple les couturières ou les brodeuses, qui travaillent pendant de longues heures avec un éclairage défectueux, ou dans une position forcée. Une constitution chétive y prédispose.

Dans le nystagmus des *mineurs* les yeux oscillent d'ordinaire autour de l'axe sagittal, souvent aussi, et en même temps, autour du vertical. La direction du regard vers le bas arrive à le faire cesser; le regard en haut, et surtout obliquement vers le haut, l'exaspère; il en est de même quand l'ouvrier lève la tête brusquement.

Le nystagmus accompagne encore un grand nombre de maladies de l'*encéphale* : la *sclérose* en plaques, la *pachyméningite*, les *hémorragies, les embolies, les cysticerques, l'hydrocéphalie*. Les régions intéressées sont très variables et peuvent être très étendues : *le 4ᵉ ventricule, la couche optique, le corps strié, les tubercules quadrijumaux, le cervelet, les corps restiformes, le bulbe*. Des variations dans la *pression du liquide cérébro-spinal* seraient également susceptibles de le provoquer (Uhthoff).

Dans le *tabes* un nystagmus vrai est rare, car les mouvements saccadés des yeux qu'on y rencontre, de même que dans la *syringomyélie* et d'autres affections de l'axe cérébro-spinal, ne sauraient être identifiés avec le nystagmus. Des secousses de ce genre peuvent s'observer dans tous les muscles fatigués ou affaiblis, en particulier dans les positions extrêmes.

On a émis l'hypothèse que certains *poisons*, comme l'oxyde de carbone, par leur action sur le système nerveux central, sont capables de provoquer du nystagmus.

SIÈGE ET ÉTIOLOGIE DES TROUBLES DE LA MOTILITÉ OCULAIRE

Les lésions susceptibles de troubler l'appareil moteur, peuvent siéger dans l'**orbite**, dans la **fente sphénoïdale** que traversent les nerfs moteurs à leur entrée dans la cavité orbitaire, dans le **sinus caverneux**, le long du trajet des nerfs **à la base du cerveau**, entre l'*origine apparente* de ces nerfs et leurs *noyaux*, dans ces **noyaux** mêmes, ou plus haut, au niveau des fibres, jusqu'à l'*écorce grise*. Enfin, certaines lésions de l'**oreille interne**, du labyrinthe, de la caisse du tympan, et, avant tout, des affections du **cervelet** peuvent donner lieu à des troubles de motilité.

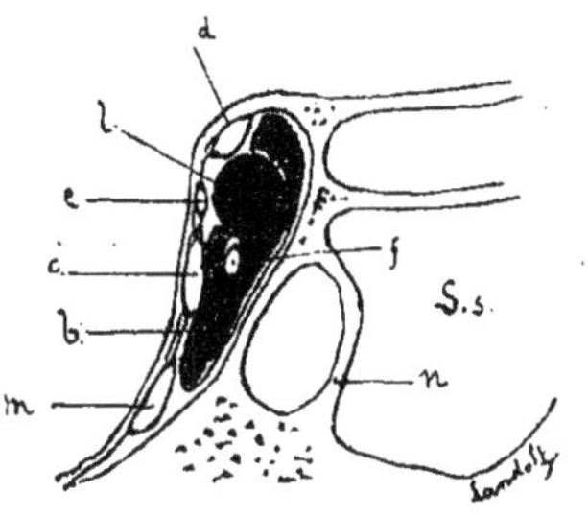

Fig. 21. — Coupe vertico-transversale passant par le tiers postérieur du sinus caverneux.

b, sinus caverneux; *c*, nerf ophtalmique de Willis; *d*, nerf moteur oculaire commun; *e*, nerf pathétique; *f*, nerf moteur oculaire externe; *l*, artère carotide; *m*, nerf maxillaire supérieur; *n*, cloisonnement du sinus sphénoïdal; *Ss*, cavité du sinus sphénoïdal.

Les lésions situées en aval des noyaux sont dites *périphériques*, celles qui siègent au-dessus sont dites *centrales*.

Les lésions périphériques à leur tour se divisent en *orbitaires* (la fente sphénoïdale y étant comprise), en *basilaires* et en *fasciculaires*.

Les centrales ou supra-nucléaires peuvent être *sous-corticales* ou *corticales*.

Parmi les affections qui peuvent entraver les mouvements des yeux dès l'**orbite**, se rangent les hémorragies, les exsudats, les empyèmes, les néoplasmes, originaires non seulement de la cavité orbitaire elle-même, mais aussi des cavités accessoires, sinus frontaux, maxillaires, sphénoïdaux, ethmoïdaux; enfin citons encore la thrombose des vaisseaux orbitaires.

Des traumatismes : plaies par armes blanches ou par armes à feu, ou les cicatrices de ces blessures, peuvent agir sur les muscles moteurs ou leurs nerfs, soit indirectement, par inflammation de voisinage, soit surtout, bien entendu, directement.

Des néoplasmes : épithéliomes, sarcomes, gommes, etc., ainsi que la trichinose, peuvent atteindre les muscles.

Une cause fréquente de paralysies orbitaires est donnée par la périostite de la fente sphénoïdale, où les troncs nerveux, qui la traversent, sont lésés par compression ou par propagation de l'inflammation.

Des malformations congénitales des muscles, anomalies de longueur, d'insertion, de force, dont on croyait pouvoir admettre autrefois l'existence, sont, croyons-nous, plus que rares.

Les premières causes, citées plus haut, les tumeurs entre autres, qui entravent les excursions des yeux par leur volume, ont pour effet, le plus souvent, de déplacer le globe oculaire d'une façon qui révèle leur situation. Il en est de même pour les blessures, qui se localisent sans peine d'après le muscle qu'elles affectent.

Nous ne voulons pas, cependant, déduire du siège de la lésion les symptômes qu'elle comporte; mais bien plutôt, dans l'intérêt du praticien, nous allons partir du trouble présenté par le malade pour remonter à ses causes.

Commençons par la paralysie isolée de chaque muscle.

I. — Paralysie du droit externe.

Pour bien étudier la paralysie isolée du *droit externe*, il y a
lieu de se représenter le trajet de son nerf, de l'origine jusqu'à son entrée dans le muscle.

Le noyau du *moteur oculaire externe* (VI) est le plus inférieur de tous les noyaux moteurs des yeux; il est situé en
arrière de la Protubérance, en avant de l'eminentia teres; il
est embrassé par les fibres d'origine du *Facial* (fig. 22, 23 et
24). Les fibres radiculaires du moteur oculaire externe d'un
côté ne se croisent pas avec celles du côté opposé; quelques
filets se détachent, cependant, du noyau d'un côté et se rendent au moteur oculaire commun du côté opposé; ils sont
destinés, sans doute, au droit interne.

Réunies en faisceau, les fibres du moteur oculaire externe
se dirigent en avant, croisent le faisceau longitudinal postérieur, traversent le corps trapézoïde, et apparaissent à la
base du cerveau, entre les pyramides et le bord postérieur
de la protubérance (fig. 25).

De là l'abducens se dirige en avant et en haut, longeant
pendant 3 centimètres environ l'extrémité interne du rocher
contourne vers le bas la pointe de ce dernier, pour pénétrer
dans le sinus caverneux.

Dans le sinus il est accollé à la carotide interne, il suit le
nerf ophtalmique, et pénètre dans l'orbite à travers l'extrémité inférieure de la fente sphénoïdale, à l'intérieur de l'en-
tonnoir musculaire (v. fig. 21 et 3).

Dans l'orbite il est appliqué contre la face profonde du
muscle droit externe, qu'il pénètre un peu en avant du tiers
postérieur.

Une paralysie isolée du moteur oculaire externe, comme
de tout nerf moteur de l'œil, peut apparaître au cours d'in-

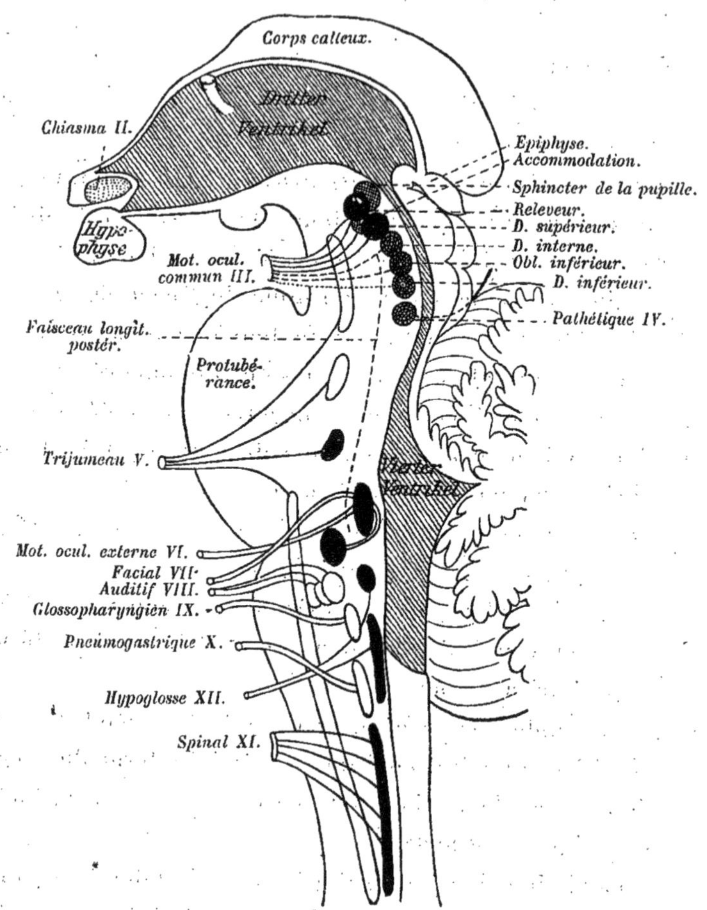

Fig. 22. — Vue schématique des noyaux d'origine des nerfs moteurs de l'œil
(coupe sagittale), d'après Poirier et Bernheimer.

fections ou d'intoxications, ou d'autres affections générales
qui seront énumérées page 96; il s'agit alors de lésions tou-
chant le nerf aussi bien dans son noyau que dans son trajet.

En dehors de ces affections, la paralysie isolée du moteur oculaire externe se rencontre, assez souvent, dans les cas de

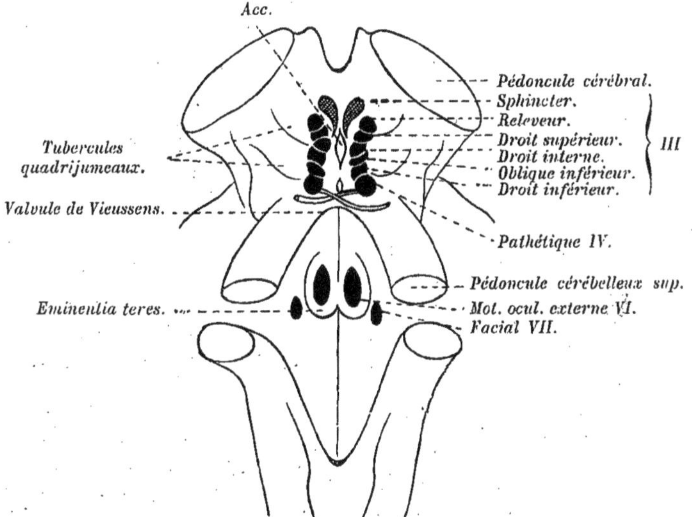

Fig. 23. — Schéma des noyaux d'origine des nerfs moteurs de l'œil (vue dorsale), d'après Poirier et Bernheimer.

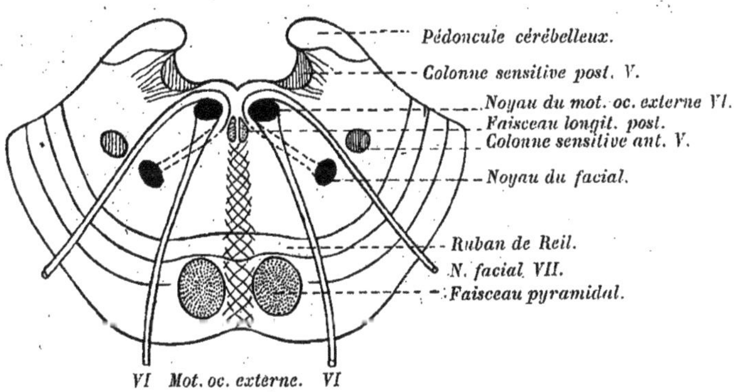

Fig. 24. — Coupe à travers la protubérance et le quatrième ventricule au niveau de l'eminentia teres; d'après Poirier.

périostite circonscrite de l'orbite, dans l'anévrysme de la carotide interne dans le sinus caverneux (il est vrai que dans

ce cas le moteur oculaire commun, le pathétique et l'ophtalmique souffrent aussi, la plupart du temps), à l'occasion

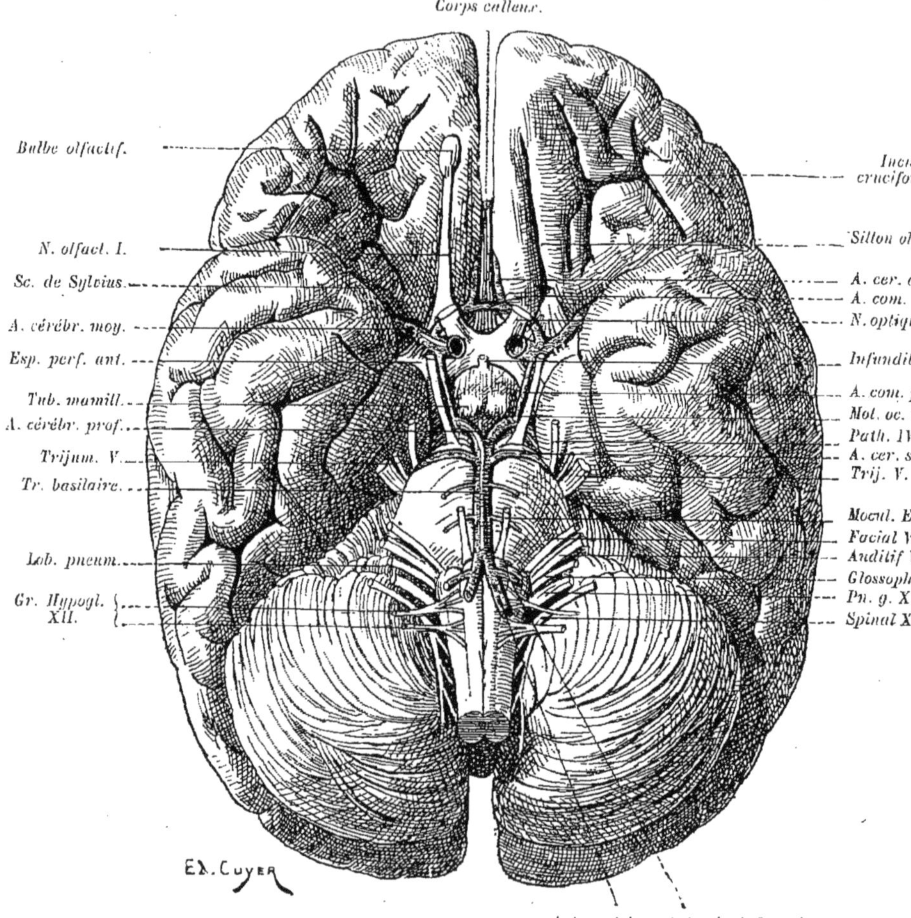

Fig. 25. — Base de l'encéphale, d'après Poirier.

d'une fracture du rocher (PANAS); puis dans les lésions du
bord postérieur de la protubérance, en particulier dans les
tumeurs circonscrites, voisines de la ligne médiane ou

encore dans l'anévrysme de l'artère cérébelleuse moyenne.

Une paralysie simultanée d'un des nerfs de la sixième paire et du facial fait conclure à une lésion de la région nucléaire.

On a observé la paralysie isolée, congénitale, du droit externe dans la syphilis héréditaire, ou encore par suite d'un traumatisme dû au forceps.

Les troubles de motilité congénitaux d'un œil s'accompagnent très souvent d'un défaut dans certains mouvements associés de l'œil opposé.

Ainsi, dans une paralysie du droit externe gauche, par exemple, lorsque, l'œil droit étant couvert, on déplace un objet vers la gauche, on constate que l'œil droit reste immobile, alors qu'à l'état normal il aurait suivi l'impulsion donnée par l'image rétinienne de l'œil gauche (voir fig. 27).

Des tumeurs du nerf acoustique, au niveau de l'angle cérébello-protubérantiel, peuvent entraîner la paralysie de la sixième paire. Dans ce cas, cependant, il y a non seulement d'autres nerfs de lésés : l'auditif, le facial, le trijumeau, mais encore il coexiste, habituellement, du nystagmus, du vertige, de l'ataxie vestibulaire, de l'hémiataxie, signes de lésions cérébelleuses ou labyrinthiques.

Il est de fait que l'on rencontre de la paralysie et du spasme du droit externe dans les otites moyennes (GRADE-NIGO). Le spasme devient, paraît-il, particulièrement apparent quand on fait fermer l'œil.

Une paralysie du droit externe avec paralysie du facial du même côté, et hémiplégie du côté opposé (syndrome de MILLARD-GUBLER ([1]) signale une lésion dans la partie inférieure de la protubérance. Le croisement des fibres qui se

---

([1]) *Hémiplégie alterne inférieure.*

rendent à la face se fait, en effet, à un niveau plus élevé que celui des faisceaux pyramidaux qui vont aux membres.

La paralysie bilatérale du droit externe ne doit pas être confondue avec une paralysie de la divergence ou un spasme de la convergence, où les excursions temporales de chaque œil sont conservées. La paralysie double peut être provoqiée par une lésion de la base du cerveau ou de la région nucléaire. Le diagnostic différentiel se fera par les symptômes accessoires. Nous avons encore observé une double paralysie du droit externe au cours du tabes.

Il est à noter que quand les deux yeux sont frappés simulment d'une paralysie, l'un des deux fixe, ordinairement, à l'exclusion de l'autre. Le malade apprend assez vite à s'orienter avec cet œil, de sorte que la fausse projection que l'on devrait attendre fait défaut, ou du moins n'est pas absolument caractéristique.

II. — Paralysie de l'oblique supérieur.

Le noyau du *pathétique* (IV) se trouve juste en avant de l'aqueduc de Sylvius, au-dessous de celui du droit inférieur, de sorte qu'il semble former l'extrémité inférieure du groupe nucléaire du moteur oculaire commun (fig. 22 et 23). Au-devant de lui se trouve la rencontre des pédoncules cérébelleux supérieurs.

Les fibres du pathétique s'entre-croisent complètement. Réunies en un tronc nerveux, elles quittent le cerveau par sa face dorsale, contrairement aux autres nerfs craniens, en arrière des tubercules quadrijumeaux postérieurs. Les nerfs contournent alors, en dehors et en avant, les pédoncules cérébraux (fig. 23) et apparaissent à la base immédiatement en avant du trijumeau (fig. 25). Après un court trajet sur le

sinus pétreux supérieur, qui le sépare de l'arête supérieure
du rocher, le pathétique pénètre dans la paroi externe du
sinus caverneux. Il croise à ce moment le moteur oculaire
commun qui se dirige de haut en bas. Alors que ce dernier
passe, sensiblement, par la partie moyenne de la fente sphénoïdale, le pathétique la traverse dans sa partie supérieure,
en dehors des insertions musculaires (fig. 3). Il suit le
muscle grand oblique et le pénètre par sa face supérieure.

Étant donné que le nerf pathétique reste éloigné de la
base du cerveau, jusqu'à sa pénétration dans le sinus caverneux, il est notablement moins exposé à des lésions basilaires que le moteur oculaire externe ou le moteur oculaire
commun, qui suivent la base sur une certaine longueur de
leur trajet.

Une paralysie isolée de l'oblique supérieur reconnaît donc
le plus souvent une origine radiculaire, ou nucléaire, par
suite d'affections déjà citées, ou dont nous aurons encore à
parler; à moins que le muscle ne soit lésé dans l'orbite
même. Ceci arrive assez fréquemment après la cure radicale
d'une sinusite frontale.

III. — Paralysie des muscles innervés par le moteur oculaire commun.

Le *moteur oculaire commun* qui innerve tant de muscles,
qui préside à tant de fonctions, prend son origine dans une
colonne grise qui s'étend en avant de l'aqueduc de Sylvius
et des tubercules quadrijumeaux (fig. 22 et 23). On la divise
en noyaux qui correspondent, croit-on, aux muscles suivants,
de bas en haut : *droit inférieur, oblique inférieur, droit interne,
droit supérieur, releveur de la paupière supérieure*. Plus en
avant encore, en tous cas plus près de la ligne médiane, se

trouvent les noyaux du *sphincter de l'iris* (rétrécissement de la pupille) et du *muscle ciliaire* (accommodation).

De plus le *centre de la convergence* semble se trouver au milieu, entre les noyaux des deux moteurs oculaires communs.

Il est certain, en tous cas, que les noyaux *inférieurs* correspondent à la *musculature extrinsèque* du globe, les *supérieurs*, ou *antérieurs*, à la musculature intrinsèque.

L'ordre qu'affectent les noyaux correspondant aux divers muscles oculaires, dans le territoire d'origine, si étendu, de la troisième paire, n'est pas encore connu d'une façon précise. C'est ainsi, par exemple, que Bach et Tsuchida localisent tout en haut de la colonne oculomotrice le noyau du droit inférieur, que l'on considère habituellement comme le plus inférieur(¹).

La même incertitude règne au sujet de l'entrecroisement des fibres du moteur oculaire commun chez l'homme. On admet d'ordinaire que le faisceau *croisé* provient du groupe cellulaire dorsal de l'extrémité inférieure (caudale).

D'après v. Monakow, Bach, Juliusburger, Kaplan et d'autres, les fibres croisées s'étendraient, tout en se raréfiant, jusqu'au tiers supérieur (frontal) de la colonne cellulaire. Cependant, comme les avis sur l'ordre qu'occupent les noyaux sont très différents, on n'a pas plus de données sur les muscles qui reçoivent des fibres directes, des fibres partiellement ou complètement croisées.

Seraient croisées, pour Bach les fibres du *droit supérieur*, pour Bernheimer, celles du *droit inférieur* et du *petit oblique*, pour Pangrossi et Spitzka celles du *droit interne*.

(¹) On trouvera un exposé de toutes les opinions sur ce sujet dans Wilbrand und Sænger. Neurologie des Auges, I (p. 111).

Tsuchida([1]) croit que chez l'homme il ne se produit aucun entrecroisement véritable du moteur oculaire commun, que, par conséquent, les noyaux d'un côté peuvent être détruits, en totalité, sans qu'on constate de paralysies dans le domaine du nerf du côté opposé. L'entrecroisement apparent, ou mieux l'enchevêtrement de fibres qu'on a observé, en particulier dans la partie inférieure des noyaux, serait, à ses yeux, formé de fibres commissurales ou de fibres de projection plus élevées.

Comme nous l'avons déjà dit, le noyau du moteur oculaire *commun* est en rapport avec le noyau du moteur oculaire *externe* du côté opposé.

Les noyaux oculo-moteurs, en outre des lésions directes, peuvent souffrir à la suite d'altérations dans leur système vasculaire. Les particularités de leur irrigation expliquent celles de leur pathologie. C'est ainsi que la partie antérieure de la colonne est nourrie par l'*artère cérébrale postérieure*, la partie postérieure par l'*artère basilaire*. Certains noyaux peuvent être affectés alors que d'autres, intermédiaires, restent indemnes.

De plus ces vaisseaux sont des artères terminales; ce qui explique leur grande sensibilité aux variations de pression.

En quittant les noyaux, les fibres de la troisième paire traversent le pédoncule cérébral et ne se réunissent, en un tronc nerveux unique que peu avant leur sortie à la base du cerveau.

Les deux nerfs quittent le cerveau tout près l'un de l'autre, au bord antérieur du pont de Varole (fig. 22, 25 et 26). Chacun d'eux se dirige en avant, en haut, et en dehors, à travers

---

([1]) Tsuchida. Les noyaux d'origine des nerfs moteurs des yeux. Travail de l'Institut d'anatomie cérébrale de Zurich, II, p. 154, 1906.

l'espace sous-arachnoïdien, entre les deux dernières branches du *tronc basilaire* (fig. 25), jusqu'à la paroi externe du
sinus caverneux. Il y pénètre au niveau de l'*apophyse cli-
noïde postérieure*, et s'avance, sous la petite aile du sphé-
noïde, jusqu'à la *fente sphénoïdale*.

Séparé du sinus caverneux par une fine membrane, dans
les parties postérieures, il baigne plus en avant, pour cer-

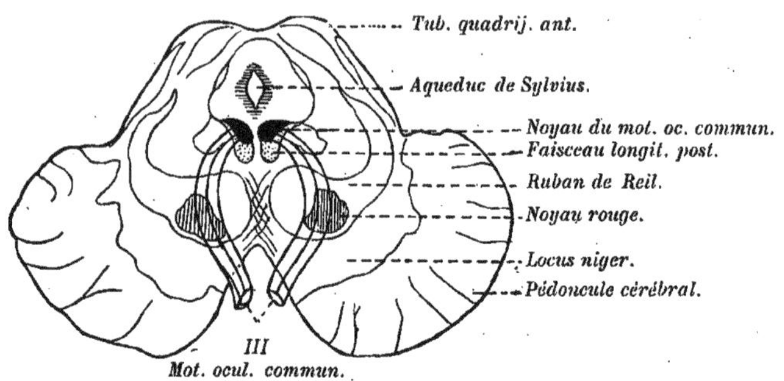

Fig. 26. — Coupe du névraxe au niveau des tubercules quadrijumeaux antérieurs
(schématisé d'après Dejerine.)

tains auteurs, directement dans le sang, comme le moteur
oculaire externe.

Il pénètre dans l'orbite par la partie interne de la fente
sphénoïdale (fig. 3), en bas et en dedans du trou optique, en
dedans du moteur oculaire externe, et se divise immédiatement en deux branches, l'une supérieure pour le *droit supérieur* et le *releveur* de la paupière, l'autre inférieure, destinée
au *droit interne*, au *droit inférieur* et au *petit oblique*.

De la branche du petit oblique se détache un rameau qui
se rend au *ganglion ophtalmique* ; c'est la racine courte ou motrice du ganglion ; elle contient les fibres destinées à la *musculature intrinsèque*.

Dans le sinus caverneux le moteur oculaire commun reçoit

une anastomose sensitive du nerf *ophtalmique*, et une anastomose sympathique du *plexus carotidien*.

L'étroit voisinage entre les noyaux d'origine du moteur
oculaire commun fait prévoir une grande solidarité entre les
muscles qu'il innerve; cependant la paralysie d'un muscle
isolé n'est pas impossible, et s'observe en effet dans la réalité. Il est vrai qu'il ne s'agit alors, la plupart du temps, que
de parésies; et la parésie d'un muscle n'est bien souvent que
le début d'une affection qui en intéresse plus tard plusieurs,
ou même tous les muscles tributaires de la troisième paire.

Lorsqu'un muscle est paralysé isolément, la cause peut
siéger, soit en haut, dans la région nucléaire et radiculaire,
c'est-à-dire en un point où les fibres ne sont pas encore
réunies en faisceau, soit tout à fait à la périphérie, dans
l'orbite, où les rameaux sont déjà divisés.

On tend à admettre, cependant, la possibilité d'une paralysie dissociée consécutive à une lésion névritique du tronc
lui-même.

De petites hémorragies et des foyers de ramollissement,
mais avant tout les infections et intoxications peuvent provoquer de ces paralysies dissociées centrales. Périphéri-
quement, dans l'orbite, un traumatisme, la compression dûe
à un néoplasme, une inflammation de voisinage propagée
d'un sinus, peuvent léser un filet nerveux, ou un muscle, du
groupe de la troisième paire. Le droit supérieur et le releveur souffrent ordinairement ensemble.

Lorsqu'une paralysie d'un filet isolé du moteur oculaire
commun s'accompagne de troubles moteurs de la face ou
des membres, la cause est le plus souvent radiculaire, c'est-
à-dire qu'elle siège entre les noyaux et le point où les fibres
se réunissent en un tronc. C'est ainsi qu'une lésion du

pédoncule peut intéresser à la fois quelques fibres radiculaires du moteur oculaire commun, et certaines fibres du faisceau pyramidal qui se rendent aux membres.

Étant donné que les premières vont à l'œil du même côté, alors que les secondes ne se croisent que plus bas, la paralysie oculaire se manifeste du même côté que la lésion, celle des extrémités du côté opposé : *hémiplégie alterne supérieure,* syndrome de WEBER.

Le *ptosis*, la chute de la paupière supérieure, est un symptôme fréquent dans les affections les plus variées du système nerveux. Il est dû, le plus souvent, à la *paralysie du releveur de la paupière supérieure.* Le nerf de ce muscle appartient au moteur oculaire commun, et son origine se place, presque certainement, dans la partie la plus antérieure du groupe nucléaire de la troisième paire. Il paraît avoir un centre cortical très étendu, et les voies cérébrales qui se rendent au releveur semblent suivre une autre route que celles qui sont destinées aux mouvements du globe. Le siège exact de ce centre n'est pas encore connu avec certitude. Les observations jusqu'ici les plus sérieuses parlent en faveur du lobe pariétal.

Le diagnostic différentiel entre le siège supra ou infra nucléaire de la lésion se laisse établir de la façon suivante : on fait fixer un objet au malade, la tête renversée en arrière, puis on lui redresse doucement la tête. Si les yeux restent dirigés sur l'objet et si les paupières se relèvent, il est évident que la cause siège plus haut que les voies réflexes, c'est-à-dire entre l'écorce et les noyaux; si, au contraire, les paupières cachent l'objet, la lésion sera infra-nucléaire; la paralysie est complète(¹).

(¹) LANDOLT. International clinics, III, p. 284, 1901.

Le *ptosis* est souvent le prodrome de la paralysie d'autres nerfs de la troisième paire. Le siège de la maladie est alors, le plus souvent *nucléaire*.

Un *ptosis bilatéral* s'observe dans la Paralysie bulbaire asthénique, le plus souvent avec des rémissions, il est suivi ordinairement d'ophtalmoplégie extrinsèque, de faiblesse des membres et des muscles masticateurs; on le rencontre aussi dans la polio-encéphalomyélite. Le diagnostic différentiel entre ces deux affections se fait par la réaction des muscles au courant électrique. Dans le premier cas il y a réaction myasténique; dans le second, des troubles qualitatifs de l'excitabilité (WILBRAND et SÆNGER).

Un ptosis *unilatéral*, incomplet, peut être un symptôme de pression exagérée au cours d'affections cérébrales (UHTHOFF).

Une forme curieuse de *ptosis double*, dont la cause n'est pas encore connue, ni surtout localisée, a été observée par GERLIER, dans le syndrome qui porte son nom, et qu'il a appelé « vertige paralysant »; il s'accompagne de vertige, de faiblesse musculaire, de rachialgie.

On décrit un *ptosis double, isolé*, congénital, ou s'établissant peu à peu, surtout chez la femme; il peut reposer, soit sur un développement insuffisant, ou une dégénérescence, de la musculature, soit sur un arrêt de développement des noyaux.

Le *ptosis* est fréquent dans l'hystérie. Bien qu'il soit produit, le plus souvent, par la contracture de l'orbiculaire, il n'en existe pas moins un *ptosis hystérique flasque*.

Un léger *ptosis unilatéral* s'observe dans la paralysie du sympathique, c'est-à-dire de la musculature lisse des paupières. La paupière inférieure va un peu à la rencontre de la supérieure. Les symptômes accessoires : miosis, énophtalmie, hypérémie de la moitié de la face, lèvent tout doute sur la cause de l'affection.

Pour mettre mieux en évidence la différence qui existe entre l'œil sain et celui que l'on suppose atteint de paralysie du sympathique, il faut instiller une solution de cocaïne dans les deux yeux. Pendant que du côté sain la fente palpébrale et la pupille s'agrandissent, le côté malade ne réagit pas.

Il arrive que du *ptosis* accompagne une paralysie totale du facial. Il est possible que le releveur de la paupière emprunte quelques fibres au noyau du facial; il est de fait que lorsque la paupière est relevée au maximum, on observe des contractions du muscle frontal (Brissaud).

Enfin il ne faut pas oublier qu'une augmentation, même minime du poids de la paupière (œdème, conjonctivite, etc.), peut amener un certain degré de *ptosis*, en dehors de toute lésion du côté de l'appareil moteur.

Dans la majorité des cas on ne rencontre guère de paralysies de muscles isolés, mais des groupes de muscles, ou la totalité des muscles innervés par la troisième paire sont frappés; il arrive encore que d'autres muscles du même côté, ou même du côté opposé, soient paralysés en même temps.

A la paralysie simultanée de plusieurs muscles oculaires nous donnerons le nom d'**ophtalmoplégie**.

Pour faciliter l'orientation, nous diviserons ces paralysies de la façon suivante :

1° Ophtalmoplégie unilatérale partielle : paralysie de certains muscles d'un œil.

2° Ophtalmoplégie unilatérale totale : paralysie de tous les muscles d'un œil.

3° Ophtalmoplégie bilatérale partielle.

4° Ophtalmoplégie bilatérale totale.

L'ophtalmoplégie peut être complète ou incomplète, selon que l'impotence fonctionnelle est plus ou moins prononcée.

I. — Ophtalmoplégie unilatérale partielle.

Ce groupe comprend, en première ligne, les paralysies de muscles innervés par le *moteur oculaire commun.*

Il y a lieu de signaler d'une façon particulière deux formes de paralysie partielle de la troisième paire : 1° celle qui ne frappe que les muscles extérieurs, c'est-à-dire ceux qui sont préposés aux mouvements du globe; on la désigne sous le nom d'*ophtalmoplégie* extérieure ou *extrinsèque*; 2° celle où seuls les muscles intérieurs, le sphincter de la pupille et le muscle ciliaire sont paralysés; c'est l'*ophtalmoplégie* intérieure ou *intrinsèque.*

Un coup d'œil sur notre schéma de la figure 22 suffira pour montrer que la première est dûe, principalement, à une lésion de la portion inférieure de la colonne grise du moteur oculaire commun, alors que la seconde est consécutive à une lésion de l'extrémité supérieure.

Il arrive qu'une ophtalmoplégie extrinsèque ne s'accompagne que d'une paralysie partielle du releveur : cela s'explique, sans doute, par ce fait que le releveur reçoit, comme nous l'avons vu plus haut, une innervation venue du facial, ou même d'un centre cortical situé au pli courbe.

Il va sans dire que la progression du processus pathologique vers le haut, ou vers le bas, transformera une ophtalmoplégie extérieure ou intérieure en une *totale.* Si une ophtalmoplégie de ce genre s'accompagne de *paralysie glos-*

so-labiée, ou de *glycosurie* et de *polyurie*, on aura affaire à une polio-encéphalite très étendue.

Il existe une ophtalmoplégie intérieure dont la cause n'est pas nucléaire, mais orbitaire, comme le prouve la paralysie coexistante du petit oblique; il y a alors lésion de la *courte racine du ganglion ciliaire*.

S'il est vrai, comme le dit BERNHEIMER, que les fibres du sphincter forment un faisceau isolé, situé dans l'axe du tronc du moteur oculaire commun, on devrait pouvoir rencontrer une paralysie du sphincter seul, due à une lésion de la partie intérieure de ce nerf, et une paralysie du moteur oculaire commun, avec intégrité du sphincter, par lésion des parties externes du tronc.

La paralysie de *tous les muscles* tributaires de la troisième paire, sans participation d'aucun autre muscle, est due à une lésion du tronc nerveux avant son entrée dans la fente sphénoïdale, et même en amont du sinus caverneux. Si la cause occupait la fente elle-même, d'autres nerfs qui la traversent devraient être intéressés en même temps.

D'un autre côté une affection de la totalité des noyaux d'un moteur oculaire commun, entraînerait l'altération des fibres croisées, c'est-à-dire destinées à l'œil du côté opposé.

Dans la paralysie *totale* d'un moteur oculaire commun, on trouve souvent une légère impotence du *droit externe* et de *l'oblique supérieur* du même côté. Cette conclusion découle de l'examen des schémas 16 et 17, où le champ du regard est plus ou moins limité dans la partie externe et inféroexterne ([1]).

On a observé une *ophtalmoplégie récidivante* du moteur ocu-

([1]) E. LANDOLT. Étude sur les mouvements des yeux, etc. Arch. d'opht., 1881.

laire commun dans les néoplasmes du tronc nerveux, (Uhthoff).

Il existe une *ophtalmoplégie totale*, mais *transitoire*, connue en France sous le nom de « migraine ophtalmoplégique », parce qu'elle s'accompagne de violentes douleurs, quelquefois de vomissements ; elle atteint, d'une façon générale, toujours le même œil, mais elle peut être alternante. Son siège se trouve dans les noyaux, sa cause est fort probablement un processus congestif.

La paralysie du *moteur oculaire commun*, avec intégrité complète du droit externe et du pathétique, s'accompagnant de *paralysie de la moitié opposée du corps et de la face* (syndrome de Weber), fait conclure à une lésion (hémorragie, ramollissement, tubercule) de la partie interne du pédoncule cérébral. Étant donné que les fibres du moteur oculaire commun sont dissociées pendant leur trajet transpédonculaire, il est possible que quelques-unes d'entre elles souffrent seules. Plus la paralysie du moteur oculaire commun est complète, plus le foyer doit être grand, ou plus il doit être rapproché de la surface du pédoncule.

De l'étendue de la lésion dépend aussi le degré de l'hémiplégie. On rencontre souvent une parésie partielle de la troisième paire ne s'accompagnant que de la paralysie du facial inférieur du côté opposé.

Quand la paralysie de la face est plus prononcée que celle des membres, le foyer se trouve à la face interne du pédoncule

On peut observer, au lieu de la paralysie, des phénomènes d'*excitation* dans le domaine de la troisième paire et dans la moitié opposée du corps, de la contracture ou du tremblement des membres (syndrome de Benedikt). Il s'agit alors d'un processif irritatif de la région citée plus haut.

S'il existe de la paralysie du *moteur oculaire commun*, du *moteur oculaire externe*, du *facial*, du *trijumeau*, avec paralysie de la moitié *opposée* du corps, ou de tous les membres, on aura affaire à une tumeur de la protubérance empiétant sur la région nucléaire des nerfs moteurs de l'œil, sur l'aqueduc de Sylvius et les tubercules quadrijumeaux, ou à plusieurs tumeurs de cette région.

II. — Ophtalmoplégie unilatérale totale.

La paralysie de tous les nerfs moteurs de l'un des yeux, sans participation de l'autre œil, ne peut voir qu'une cause dirigeant dans l'*orbite*, au voisinage de la *fente sphénoïdale* ou dans le *sinus caverneux*.

Un phlegmon de l'orbite, secondaire, par exemple, à une affection des cavités sinusiennes, peut produire l'immobilité absolue d'un œil.

Des lésions telles que des traumatismes, des tumeurs, etc., qui frappent tous les nerfs moteurs de la cavité orbitaire, intéressent fatalement encore d'autres nerfs voisins : le lacrymal, le frontal, le nasal (kératite neuro-paralytique) et même, dans certains cas, le nerf optique. Il en est de même pour l'ostéo-périostite spécifique de la fente sphénoïdale.

Les affections du sinus caverneux s'accompagnent, à côté des symptômes moteurs et sensitifs, de phénomènes de stase veineuse.

Si l'on constate, en outre, de l'exophtalmie pulsatile, on aura affaire à une rupture de la carotide interne dans le sinus caverneux (anévrysme artérioso-veineux.)

Certains auteurs attribuent à la destruction de tous les noyaux moteurs d'un côté, une ophtalmoplégie unilatérale totale. Il est probable, cependant, que dans un cas de ce genre, un examen minutieux révélerait des troubles plus ou moins accentués dans la motilité de l'autre œil ; il existe, en effet, d'étroites connexions entre les noyaux des deux côtés. Une lésion destructive de tous les noyaux d'un côté ne doit donc pas produire une ophtalmoplégie unilatérale totale, mais plutôt une

III. — Ophtalmoplégie bilatérale partielle.

La cause de la paralysie de plusieurs muscles appartenant aux deux yeux, siège en effet, le plus souvent, dans la région nucléaire, ou à la base ; certaines affections plus périphériques du sinus frontal ou sphénoïdal, peuvent cependant retentir sur les deux orbites et leur contenu.

C'est ainsi qu'on a observé des *parésies* des *droits externes*, des *droits internes*, du *droit supérieur*, du *sphincter* de la pupille et de l'*accommodation* au cours d'empyèmes des cavités frontales et sphénoïdales, ainsi que des cellules de l'ethmoïde (BERNHEIMER, KUHNT).

Il n'est pas rare de voir des projectiles d'armes à feu blesser les deux orbites.

Si l'on rencontre quelques troubles dans la motilité de l'un des yeux, avec paralysie de tous les muscles de l'autre œil et hémiplégie du côté opposé, on conclura à une lésion protubérantielle. S'il existe en outre une lésion d'une bandelette optique, du chiasma, ou du nerf optique, la cause siégera, très probablement, à la base du cerveau.

Si les symptômes qui pourraient faire admettre une lésion basale font défaut, alors que l'ophtalmoplégie s'accompagne de phénomènes *bulbaires* : paralysie glosso-pharyngo-labiée, il faudra chercher la cause dans la région nucléaire. Cela est le cas, en particulier, quand la musculature extérieure seule est prise, l'intérieure étant indemne. (*Polio-encéphalite* inférieure.)

Lorsque l'ophtalmoplégie coïncide avec de la névralgie du trijumeau et de troubles de l'équilibre, la lésion (ordinairement une tumeur) a son siège dans la région des pédoncules cérébelleux. Une tumeur de ce genre n'a pas besoin d'être très volumineuse pour provoquer des phénomènes de compression, car ceux-ci ne sont pas produits par le néoplasme, mais par la seule hypertension du liquide céphalorachidien. Une petite tumeur de la glande pinéale ou dans le voisinage de l'aqueduc de SYLVIUS, peut déjà provoquer, par stase veineuse, une hypertension notable.

La paralysie *simultanée* des deux *droits externes*, ou des deux *moteurs oculaires communs*, a déjà été citée comme symptôme d'une affection basilaire (tumeur, méningite, hémorragie, altérations vasculaires), ou de tabes.

Il faut se rendre compte que jamais un muscle oculaire ne se contracte seul, mais que tous les muscles du même côté, même ceux du côté opposé, entrent, plus ou moins, en action pour exécuter avec une précision mathématique tous les mouvements que demande la fixation binoculaire, et pour maintenir les yeux dans la direction voulue. On se rendra compte alors, même si l'anatomie ne nous en avait pas encore fourni la preuve, que les noyaux d'origine ne sont pas des unités isolées, mais qu'ils sont associés entre eux, au même titre que les mouvements que doivent exécuter les muscles auxquels ils fournissent l'innervation.

Il en résulte que certaines ophtalmoplégies *binoculaires* peuvent avoir leur siège dans la région nucléaire, alors qu'on serait tenté de le chercher plus haut, dans la sphère des mouvements volontaires, dans la région d'où partent les impulsions aux mouvements binoculaires (fig. 27).

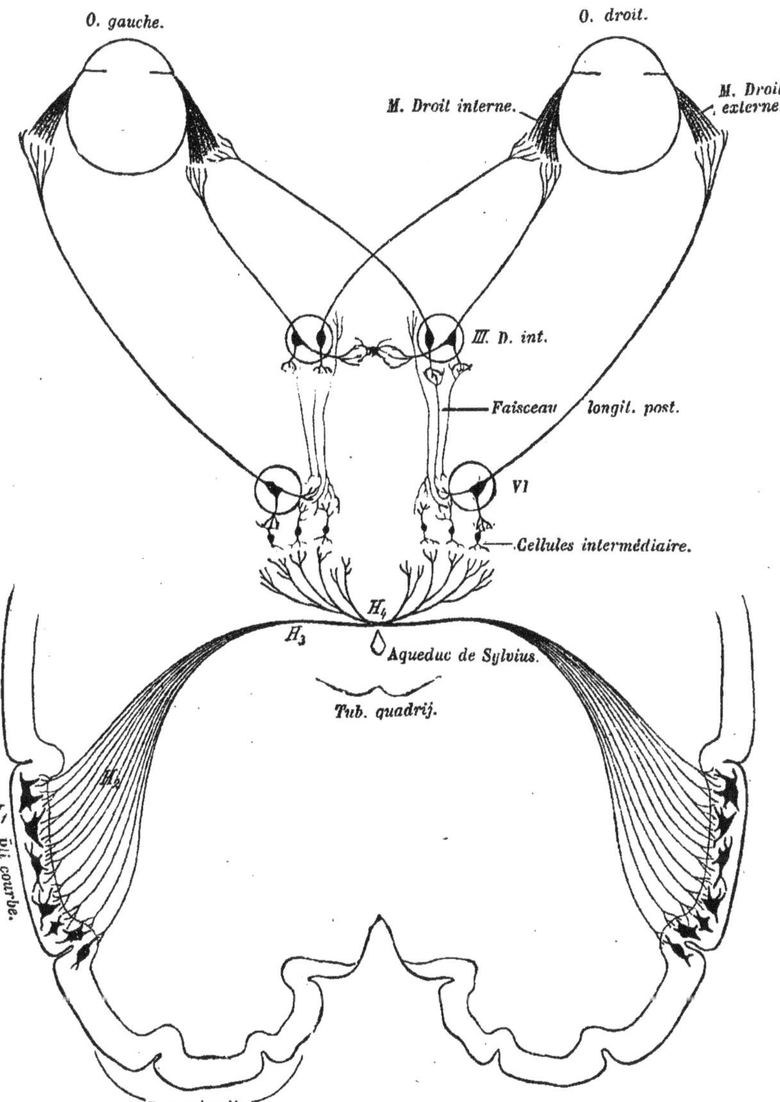

Fig. 27. — Schéma de l'innervation des mouvements de latéralité et de convergence
(d'après Bernheimer.)

III. D, int. centre du droit interne ; *VI*, noyau du mot. ocul. externe.

On constate, en effet, des troubles des mouvements binoculaires associés dans la latéralité, de l'élévation ou de l'abaissement, de la convergence ou de la divergence, qui sont provoqués aussi bien par des affections de la région protubérantielle, que par des lésions de l'écorce, ou de ses fibres de projection.

Le diagnostic différentiel se fera par ce fait, déjà cité, que dans le premier cas toute espèce de motilité est abolie, alors que dans le second les mouvements volontaires seuls font défaut. On fait fixer un objet, et on tourne la tête du malade dans la direction opposée au défaut de motilité. Si les yeux suivent la direction de la tête, la paralysie sera nucléaire. Si les yeux restent fixés sur l'objet, le siège de la paralysie sera plus élevé.

TROUBLES DES MOUVEMENTS ASSOCIÉS LATÉRAUX

La cause d'un trouble dans les *mouvements binoculaires dans l'horizontale* peut être située dans la région protubérantielle (faisceau longitudinal) ou avoir un siège cortical ou sous-cortical, au niveau des centres qui président aux mouvements de latéralité.

On localisait autrefois ces derniers au pli courbe ; on les place cependant avec plus de vraisemblance, d'une part, dans la deuxième circonvolution frontale et dans le lobule pariétal inférieur, d'autre part aux environs de la scissure calcarine, c'est-à-dire dans les environs de la zone visuelle (TSCHERMAK).

Il ne faut pas oublier qu'un défaut de mouvement dans la latéralité ne tient pas seulement à la *paralysie* des muscles moteurs du côté de la limitation, c'est-à-dire opposés à la déviation, mais qu'il peut être dû à un *spasme* des muscles du côté opposé à la limitation, c'est-à-dire du côté de la déviation.

Si la nature de l'affection (paralysie ou contracture), ainsi que le siège de sa cause (nucléaire ou supra-nucléaire), sont établis, on aura, en même, temps trouvé le *côté* de la lésion.

Pour une lésion *nucléaire* et une déviation *paralytique*, la cause sera du même côté que la limitation du mouvement.

Si la lésion *nucléaire* provoque un *spasme*, elle siégera du côté opposé à la limitation, c'est-à-dire du côté où se tournent les yeux.

Le contraire est vrai quand la lésion est située plus haut que la région des noyaux.

Très fréquemment les yeux ne se dévient pas seuls, mais la face affecte la même direction (*déviation conjuguée de la tête et des yeux*). Ce syndrome s'accompagne ordinairement d'hémiplégie. Voici les règles établies par PRÉVOST :

a) Si la tête et les yeux se tournent du côté *opposé* aux membres *paralysés*, c'est-à-dire vers la lésion qui a provoqué l'hémiplégie, le foyer sera *cérébral*, c'est-à-dire cortical ou sous-cortical ;

b) Si le malade, au contraire, *regarde* ses membres *paralysés*, s'il se détourne de sa lésion, le foyer sera *protubérantiel* ;

c) Si les extrémités d'un côté sont *contractées*, et que le malade s'en *détourne*, s'il regarde sa lésion, on conclura à un processus irritatif dans la région de la *protubérance*.

d) Si le malade *regarde* ses membres *contractés*, s'il se détourne de sa lésion, le processus irritatif sera situé plus *haut*, et du côté opposé aux membres convulsés.

L'explication de ces symptômes est que les fibres motrices destinées aux yeux et à la face se croisent avant la protubérance, alors que les fibres des membres ne se croisent que

7***

plus bas. Une lésion protubérantielle frappe les premières après leur croisement ; les secondes, avant ; une lésion située plus haut intéresse les unes et les autres avant le croisement.

Il n'est pas rare de voir la convergence conservée, alors que la direction latérale du regard est abolie. Dans ce cas la lésion se limite au noyau de l'abducteur et aux fibres du faisceau longitudinal postérieur, qui réunissent ce noyau à celui du droit interne du même côté. La convergence est effectuée par les cellules des noyaux des droits internes, qui envoient des fibres non croisées au muscle du même côté, et qui sont mises en relation entre elles, et avec l'écorce, par des cellules de communication. (Bernheimer.) (fig. 27.)

Quand la déviation de la tête et des yeux s'accompagne de contractions épileptiformes (Jacksonniennes), la lésion, d'après Horsley, siège à la partie postérieure de la deuxième circonvolution frontale, du côté opposé.

Une déviation conjuguée transitoire s'observe aussi, parfois, avec des affections profondes du lobe pariétal.

Certaines lésions du labyrinthe peuvent encore provoquer des déviations latérales, surtout spasmodiques, des yeux.

Il arrive que les yeux étant déviés latéralement, à l'état de repos, et qu'on demande au malade de diriger son regard du côté opposé, ils se tournent fortement en dedans, ils convergent. La cause de ce phénomène siège, probablement, sur le trajet protubérantiel des fibres motrices.

Dans un cas de Spiller ([1]), le droit externe d'un côté était paralysé, et l'action du droit interne de l'autre côté était abolie pour les mouvements de latéralité, mais conservée pour la convergence. L'autopsie donna un tubercule de la protubérance qui avait détruit le faisceau longitudinal posté-

____

([1]) *Annals of Ophth.* Juillet 1904.

rieur d'un côté, et comprimait les fibres du moteur oculaire externe dans la protubérance (fig. 22 et 24).

PARALYSIES ET SPASMES ASSOCIÉS DES MOUVEMENTS DANS LA VERTICALE

La *paralysie de l'élévation seule des deux yeux* est rare. Elle s'accompagne d'ordinaire de paralysie de l'abaissement. L'*abaissement des deux yeux*, bien plus encore, semble ne jamais être atteint sans que l'élévation soit limitée en même temps.

Des tumeurs de la protubérance, des tubercules quadrijumeaux, des postérieurs en particulier, de la glande pinéale, du pli courbe, produisent (GRASSET, LANDOUZY) de la paralysie des mouvements associés dans la verticale.

TROUBLES ORGANIQUES DES MOUVEMENTS SYMÉTRIQUES
Paralysie, et spasme, de la *convergence* et de la *divergence*.

S'il existe un centre de convergence situé sur la ligne médiane, entre les noyaux d'origine des moteurs oculaires communs des deux yeux, une excitation, ou la destruction, de cette région doivent entraîner un spasme ou une paralysie de la convergence.

On a observé, en tous cas, de la paralysie de la convergence avec lésions de la partie postérieure du troisième ventricule et de la région des tubercules quadrijumeaux; même avec des tumeurs des couches optiques, du corps strié, du cervelet. (UHTHOFF.)

La cause d'un trouble de la convergence ou de la divergence peut se trouver plus près de l'écorce. C'est ainsi que

les mouvements symétriques, au même titre que les mouvements dans la verticale, sont assez souvent affectés dans la
sclérose combinée.

Des troubles analogues s'observent aussi dans l'hystérie ;
soit établis d'une façon permanente, soit simplement sous
forme d'une attaque hystériforme après une frayeur, ou une
douleur, chez des personnes nerveuses. Pour assurer le diagnostic on cherchera les anciens signes d'hystérie, anesthé-
sies, analgésies (abolition des réflexes pharyngien et con-
jonctival), troubles du goût et de l'odorat, rétrécissement
concentrique du champ visuel, points ovariens, etc.

Dans ces affections des mouvements symétriques, l'examen des mouvements réflexes donnera encore des éclair-
cissements sur le siège de la cause.

Si la motilité réflexe est conservée, la lésion sera plus
haut que les noyaux, si elle manque, la cause sera située
plus bas.

Pour savoir si l'on a affaire à une paralysie ou à un spasme
de la fonction antagoniste, on pourra être amené à employer
l'anesthésie générale.

Nous avons rencontré l'observation d'un cas où la convergence faisait complètement défaut, alors que les mouvements de latéralité étaient conservés ; l'affection était congénitale. Le siège de la lésion n'est pas indiqué.

IV. — Ophtalmoplégie bilatérale totale.

L'immobilité, absolue, des deux yeux donne au visage une
expression particulière, qu'on désigne parfois sous le nom
de faciès d'Hutchinson.

La cause de la paralysie de tous les muscles des deux
yeux peut se trouver à la base du cerveau ; quand, par

exemple, un néoplasme étendu lèse tous les nerfs moteurs des deux yeux. Dans ce cas, cependant, d'autres nerfs craniens sont nécessairement pris en même temps, et les phénomènes qui accompagnent l'ophtalmoplégie ne laissent pas de doute sur le siège de l'affection.

Le plus souvent la cause de l'ophtalmoplégie bilatérale totale est nucléaire, c'est une polioencéphalite des colonnes motrices de l'isthme, de la protubérance et du bulbe.

Selon la partie à laquelle elle se limite, on aura une polioencéphalite supérieure ou inférieure (*paralysie labio-glosso-laryngée*). Entre ces deux formes, jusqu'à la totale, il existe tous les degrés. De même, l'extension de la paralysie peut être assez diverse, les releveurs des paupières, par exemple, ou la musculature intrinsèque peuvent rester intacts; les muscles de la face, également, gardent souvent leur motilité normale. La sensibilité n'est pas troublée.

La polioencéphalite supérieure peut apparaître, à l'état aigu, à tous les âges, elle est le plus fréquente chez les enfants, comme la poliomyélite, ou paralysie infantile. Elle s'accompagne de somnolence ; elle se termine habituellement par la mort, par suite de la propagation du processus aux noyaux du bulbe et du plancher du quatrième ventricule.

L'ophtalmoplégie bilatérale totale chronique, ou subaiguë, se rencontre soit primitive, soit secondaire, dans l'enfance.

Au début de ces affections la paralysie est souvent précédée de spasme.

LES CAUSES DES PARALYSIES ET DES SPASMES
DE LA MUSCULATURE OCULAIRE

Les lésions qui frappent l'appareil moteur des yeux, et en provoquent les troubles, sont de nature très diverse :

Les **traumatismes** peuvent toucher directement le muscle ou le nerf, ou, indirectement, amener des paralysies ou des parésies par suite d'hémorragies ou d'exsudats. Qu'on se rappelle, entre autres, la paralysie du moteur oculaire externe par fracture du rocher.

La **périostite** de l'orbite de la fente sphénoïdale, des os de la base du crâne, lèse fréquemment les nerfs moteurs dans leur trajet.

Les **affections des sinus** (empyèmes, tumeurs, etc.) ont été mentionnées avec les causes orbitaires.

Des **néoplasmes** de toute nature (sarcomes, carcinomes, gommes, tubercules, lymphadénomes, ostéomes et chondromes, kystes hydatiques, etc.) modifient de diverses façons, selon leur siège, les mouvements des yeux. Il ne faut pas oublier qu'une tumeur de l'encéphale peut, même indirectement, provoquer des troubles de l'œil et de son appareil moteur, par l'augmentation de la pression intracranienne.

Il va de soi que les affections de l'**encéphale**, du **bulbe**, de la **moelle** et de leurs **enveloppes** peuvent retentir sur la motilité oculaire.

C'est ainsi que dans une méningite de la base, l'inflammation se propage très souvent aux nerfs moteurs des yeux.

Rappelons parmi les affections du cerveau, outre les néoplasmes cités plus haut, les hémorragies, les ramollissements, les anévrysmes artériels (en particulier les anévrysmes miliaires), les thromboses.

D'une façon générale il faut citer : la paralysie générale, la sclérose en plaques, la syringomyélie, la paralysie agitante, les scléroses combinées, et surtout le tabès.

Les **maladies infectieuses** : diphtérie, érysipèle, septicémie, pneumonie, fièvre typhoïde, grippe, rougeole, scarlatine, varicelle, rhumatisme articulaire aigu, syphilis, tuberculose, peuvent toutes provoquer des troubles moteurs variés.

L'albuminurie amène des perturbations de cause hémorragique aussi bien qu'anémique.

Les **intoxications** (alcool, plomb, quinine, sulfure de carbone, oxyde de carbone, venin de serpents, botulisme) et les **auto-intoxications** (diabète, urémie, septicémie) peuvent affecter les voies motrices des yeux dans tous les points de leur trajet.

Dans la maladie de Basedow, en dehors des limitations dues à l'exophtalmie, on peut voir apparaître toutes sortes de paralysies : ophtalmoplégie partielle, ou totale, d'un seul côté, ou bilatérale; ophtalmoplégie extrinsèque binoculaire, avec paralysie du facial et du trijumeau, des muscles du pharynx, des masticateurs; puis la paralysie de la convergence (Schmidt-Rimpler, Vossius); on a vu une limitation de l'élévation par parésie des deux droits supérieurs (Posey). Les causes de ces paralysies doivent, probablement, être considérées comme d'ordre toxique.

Enfin il ne faut pas oublier les **anomalies de développement** des centres, aussi bien que des nerfs et des muscles.

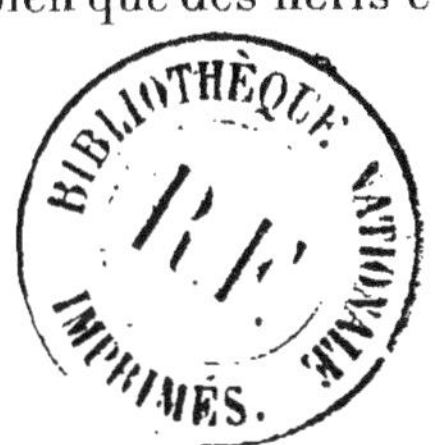

TABLE DES MATIÈRES

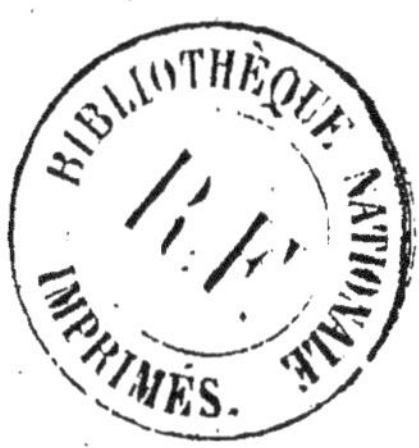

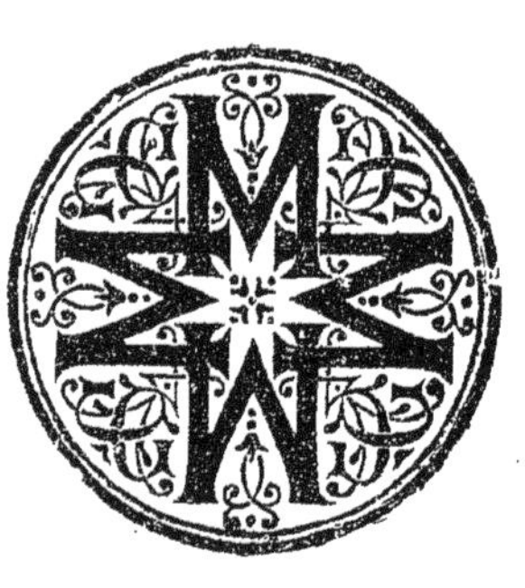